赤ちゃんからの食物アレルギー 正しい対処

眞鍋 穰

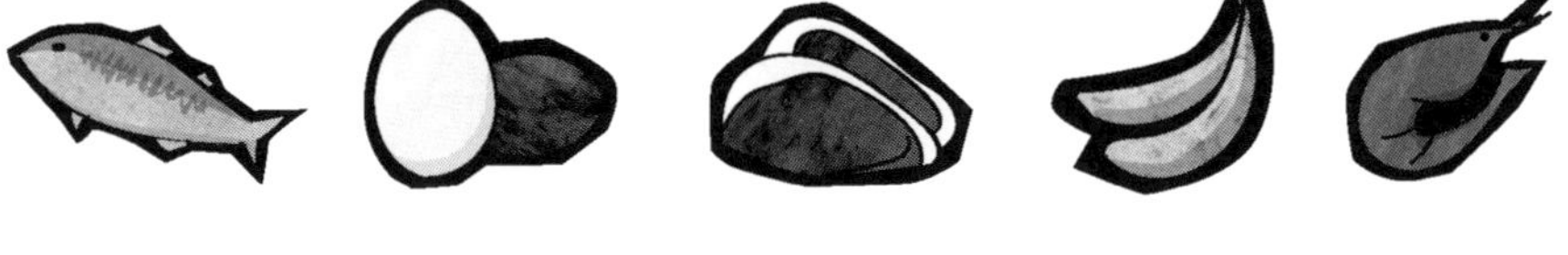

はじめに

　この本は、2019年9月に開催された多摩市保育協議会のキャリアアップ研修（食育）での私の研修講義をもとに作られたものです。保育園や学校における アレルギー対策については、厚生労働省や文部科学省から「保育所におけるアレルギー対応ガイドライン」や「学校におけるアレルギー対応指針」が出されていますが、統一した方針を出したという積極性は十分評価しても保育現場を熟知していない一部の小児アレルギー専門医の意見を中心にとりいれており、保護者の願い、子どもたちの現状、現場の保育士や調理師、（管理）栄養士の思いを置き去りにしている部分があり、現場での対応の混乱を招いているという問題を指摘せざるをえないといえます。研修のなかでこの点にふれて疑問の解明に努めたつもりです。そのためにあえて数多くの食物アレルギー患者を診てきた臨床医として、統計的処理を優先させた事実や現実と異なる論文の問題点にもふれてお話しさせていただきました。

　このテキストが臨床の現場、保育の現場に役立つことを願っています。

2020年　3月23日

眞鍋　穰

I

食物アレルギーとは

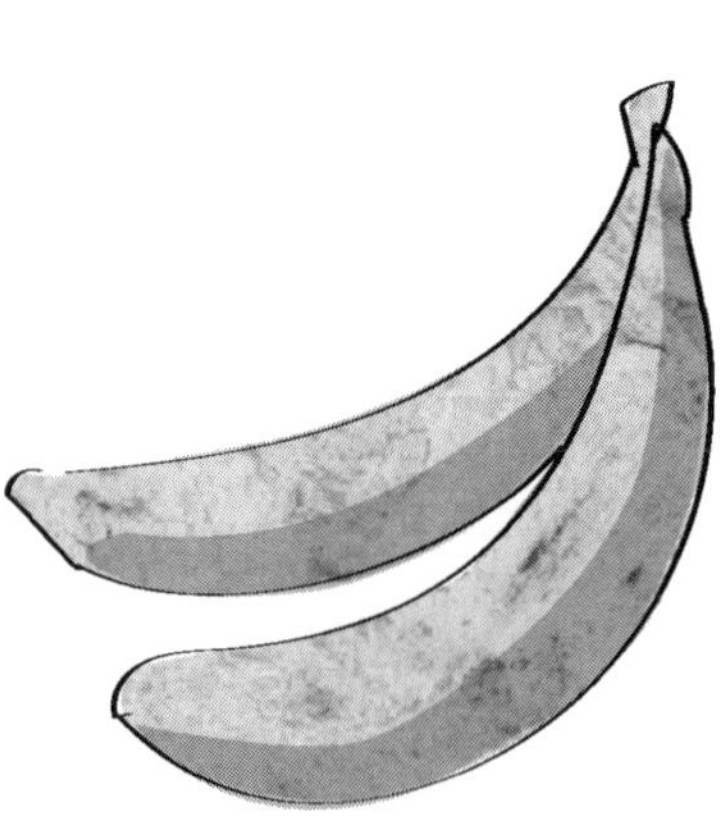

アレルゲン

原因食品

1 食物アレルギーの原因食品

食物アレルギーは、何を食べると起こりやすいのでしょうか。

大阪保育所保健連絡協議会が行った調査（保育所付きの看護師の会が行った調査）を見ると、食物アレルギーの原因となる食品が分かります**（図表1）**。これを見ると、圧倒的に卵・卵製品が多く（１２０３人）、次が牛乳（４２３人）、乳製品（２９６人）となっています。さらに、魚卵（１８４人）、小麦類（１４２人）と続きます。図表のタイトルが、「除去食品目及び原因物質」となっているのは、この調査時点ですでに、食物アレルギーへの対応として、原因食品を食べない（除去する）ことが行われていたからです。

（図表2）は、厚生労働省が行った即時型食物アレルギー調査による、アレルギーの原因食物を示したものです。この調査で最も多い原因食物は、鶏卵（38・3％）で、以下乳製品（15・９％）、小麦（8・０％）などとなっていて、図表1の保育園での調査とほぼ同じです。そして、その後の調査でも、鶏卵、牛乳、小麦が三大アレルギー原因物質（アレルゲン）となっています。

ところで、図表1には、ゴマ（66人）とありますが、図表2にはゴマがありません。その原因の一つは、医者が見落とすことにあります。たとえば焼き肉を食べてじんま疹が出ると、原因は肉だと思ってしまって、「ゴマだれ」だとは思わないのです。

図表 1 除去食品目及び原因物質

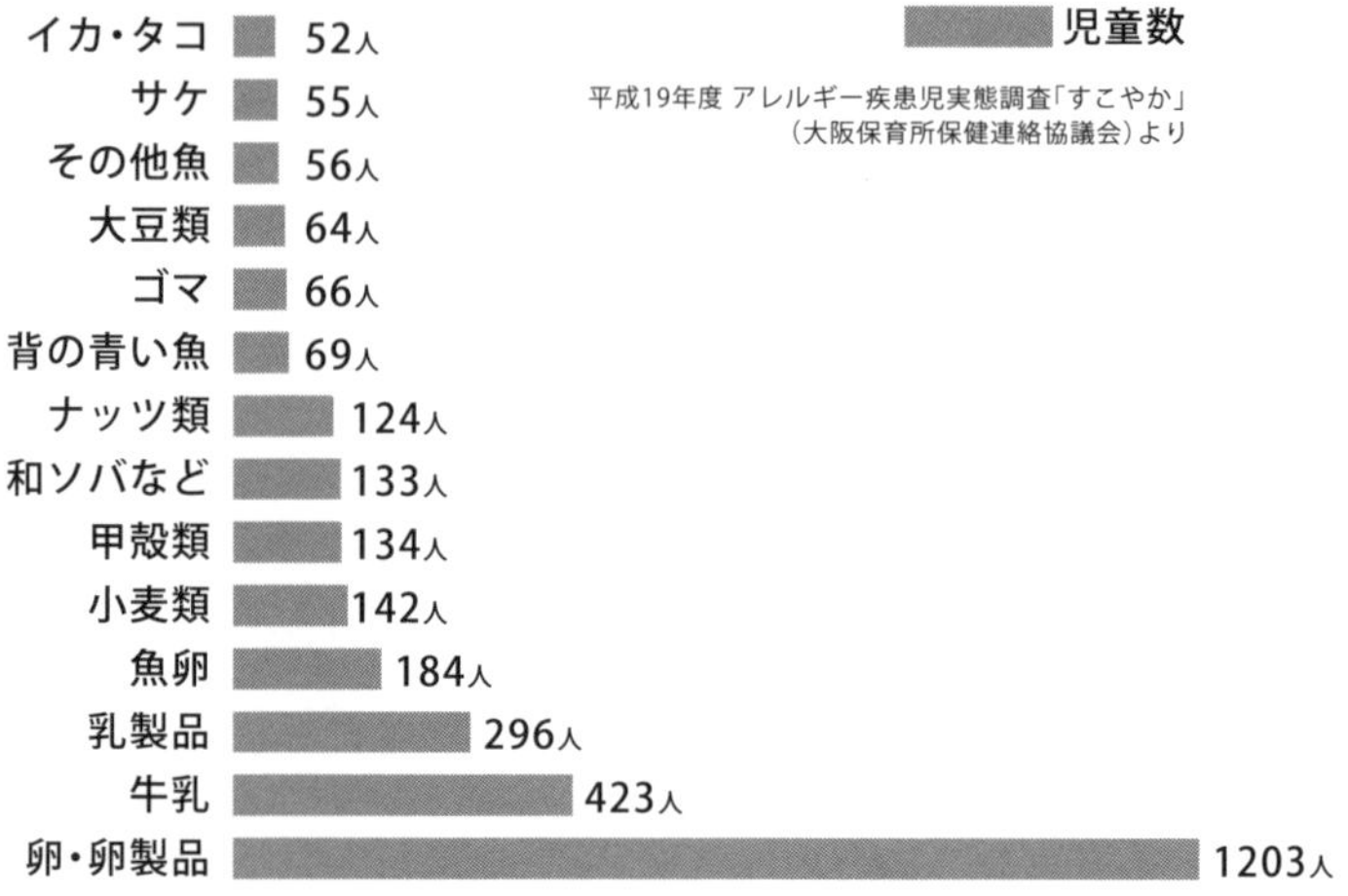

平成19年度 アレルギー疾患児実態調査「すこやか」
（大阪保育所保健連絡協議会）より

図表 2 厚生労働省の即時型食物アレルギー調査

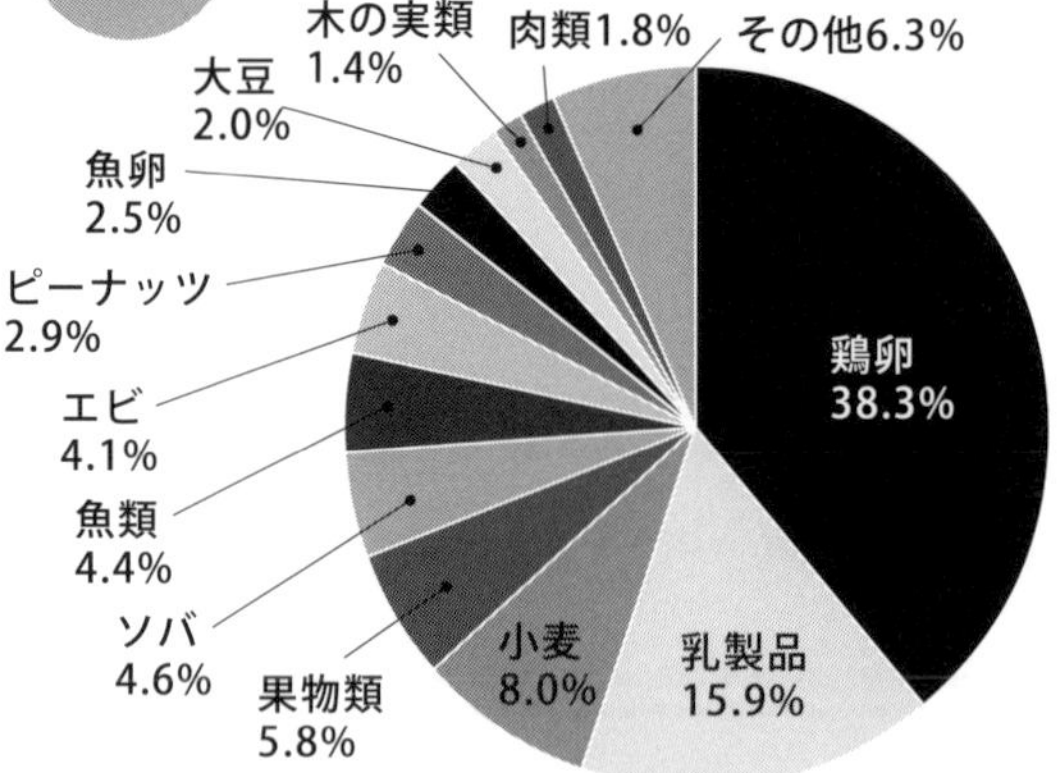

※原因抗原（上位5品目）鶏卵38.3%（1,471例）、乳製品15.9%（610例）、小麦8.0%（309例）、果物類5.8%（233例）、ソバ4.6%（178例）。

※平成13・14年度の2年間合計3,840例について、何らかの食物摂取後60分以内に症状が出現し、かつ医療機関を受診したものを対象の調査。

来院者の症状

2 食物アレルギーでどんな症状が出るのか

●多岐にわたる症状

厚生労働省は、食物を摂取して1時間以内に病院に来る人の症状を調べていますが、それによると、ショック、じんま疹、ぜんそく、下痢、嘔吐などとなっています。ところが、食物アレルギーの実際の症状は、アナフィラキシーショック（何らかのアレルゲンに対し、急激に全身にアレルギー反応が引き起こされ、血圧低下や意識状態の悪化をもたらす症状）、じんま疹、ぜんそくだけでなく、下痢、腹痛、血便、アトピー性皮膚炎などと幅広いものです。

アレルギー学会などで報告されている食物アレルギーによる症状も、**（図表3）**に見るように多岐にわたっています。

２００８（平成20）年の「即時型食物アレルギー全国モニタリング調査」では、食物によって誘発される即時型の症状で最も多いのは皮膚症状（じんま疹）で89・7％、呼吸器症状（ぜんそく）が32・1％、目が赤くなったり唇が腫れたりする粘膜症状27・9％、消化器症状（戻したり下痢をしたり、おなかが痛くなる）17・5％、ショック症状11・3％となっています**（図表4）**。もっとも、ゼロ歳の子は「おなかが痛い」とは言えませんから、注意が必要です。〝ご機嫌が斜め〟ということでしょうか。

図表 3 食物アレルギーが原因で起きる症状

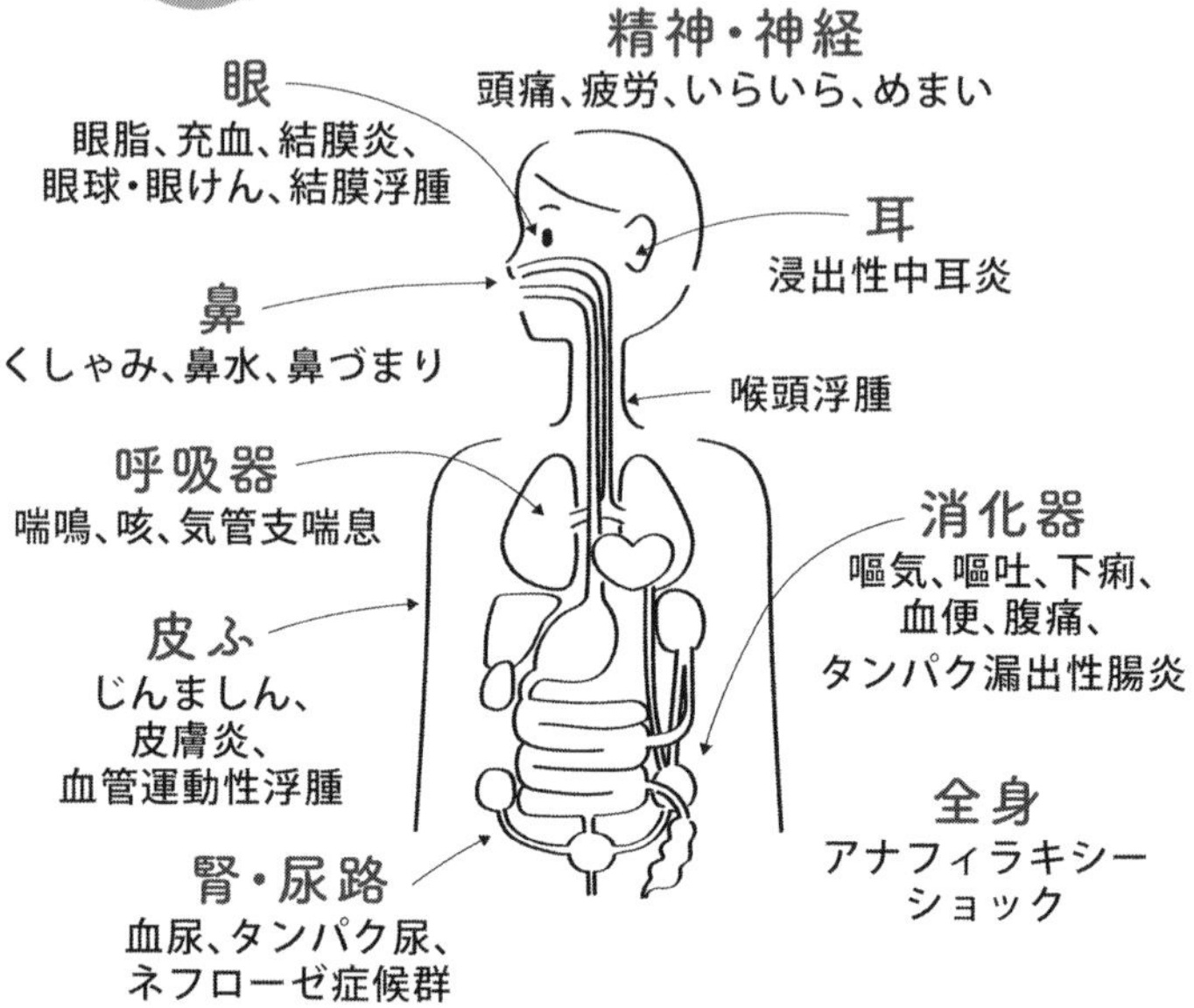

図表 4 即時型アレルギーの症状

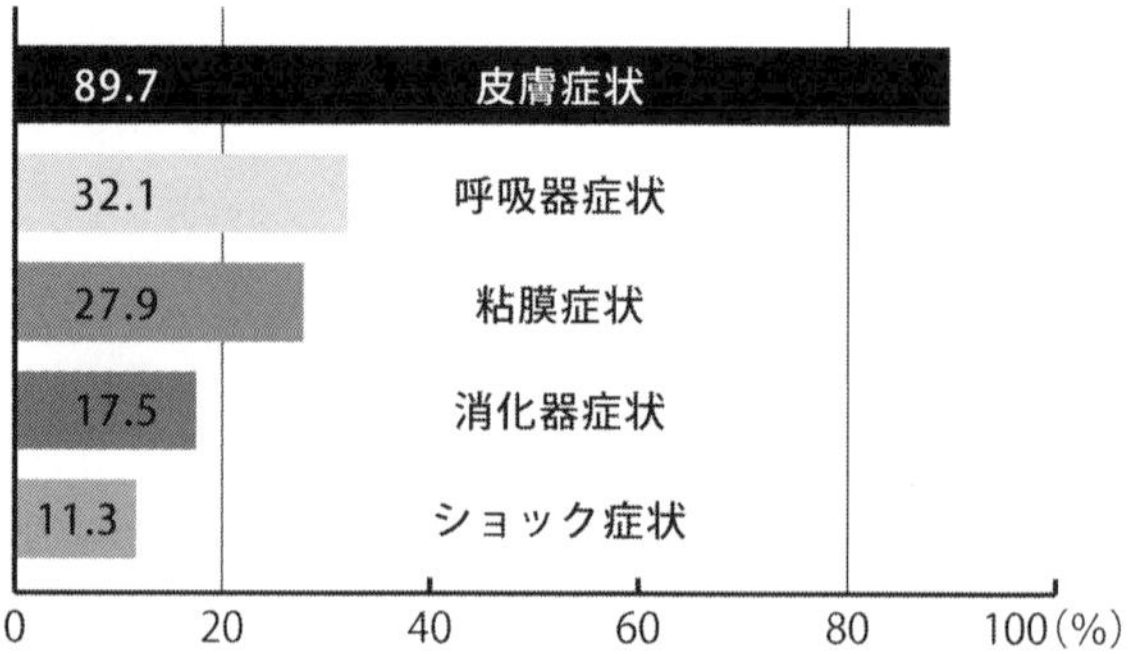

平成20年即時型食物アレルギー全国モニタリング調査より

小麦製品の事例

ショック症状

ショック症状が1割もいるというのは、みなさんの実感とは異なると思います。保育園などで、食物アレルギーでショックを起こす人は、10人に1人もいないのではないでしょうか。ところが、病院に来る食物アレルギーの患者では、症状がひどいから病院に来るわけですから、保育園などで接するショック症状より高い比率になります。

●こんな事例も

私が診た患者では、次のような例があります。

初めて卵を食べさせたら、戻したり、20～30分したらかゆがって、体にプツプツと蚊に刺されたような発疹が出ている、そして泣き出した。さらにしばらくすると咳き込んで、のどがゼーゼーいいだし、じんま疹が出た。また別の人では、初めて牛乳を与えたら、戻して、顔色が真っ青になったという例もあります。

今までは「小麦の製品」を食べさせても異常がなかったのに、小麦粘土を使ったあそびをしていた時、小麦粉に水を入れてかき混ぜたら、小麦粉が飛んで、それを吸い込んだら咳き込んで、ゼーゼーいいだしたという例もあります。ぜんそくの症状です。調べたら、小麦アレルギーだったことが分かりました。

牛乳でもこんな例があります。牛乳が少しまざっていたものは食べても、大丈夫だと思っていた。ところが、おじいちゃん、おばあちゃんの家に行ったとき、牛乳を飲ませたらオエッとなって戻し、顔色が真っ青になってしまった。アナフィラキシー

遅延型

即時型

ショックを起こしたのです。

これらが、「即時型」つまり食べて1時間ぐらいして出る症状です。

●アトピー性皮膚炎は遅延型で症状は湿疹

アトピー性皮膚炎も、食物アレルギーの症状の一つですが、これはじんま疹ではなく湿疹です。じんま疹は、蚊に刺されたように肌がボコボコになるのですが、これは時間が経つと肌が元通りにきれいになります。

しかし、アトピー性皮膚炎は湿疹ですから、時間が経ってから症状が出てきますが（遅延型）、症状はなかなか消えません。ステロイドを塗ると、一晩で消えることはありますが、1時間で消えるということはありません。何日も消えないこともあります。この遅延型は、厚労省や病院の調査には出てきません。でも同じ仕組みで起こりますから、原因になるものもほとんど同じです。

以上、症状についてまとめると、卵、牛乳、小麦が三大アレルゲンで、戻したり、下痢をしたり、ぜんそくが出る。それが食べて1時間ぐらいで出るということです。2～3日経って出る皮膚炎は、普通は調査の対象にならないことが多いということです。

II

食物アレルギーの診断とそれへの対応

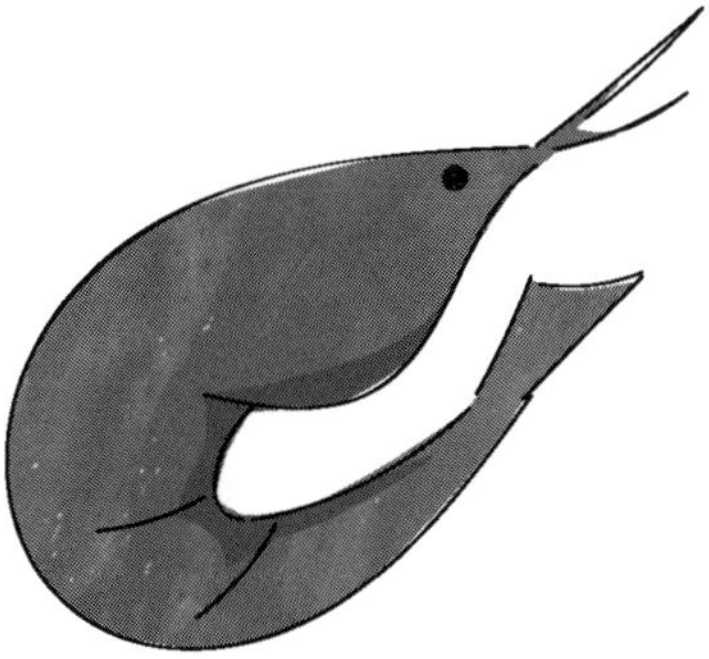

食物負荷試験

皮膚テスト

1 安全で正確な血液検査

食物アレルギーの診断には、食物負荷試験、皮膚テスト、血液検査などの方法があります。それぞれの特徴についてみてみましょう。

●食物負荷試験

生後7カ月のときに、初めて卵を食べたらアトピーの症状が出たというので来院された人がいました。そのときの診断の一つに「食物負荷試験」というものがあります。卵が疑われるときは、もう一度食べてもらって、症状が出るかどうかをみる検査です。それで症状が出れば、卵が原因だということがわかります。この方法が一番正確だと、教科書には書いてあります。

しかし、7カ月の子に、もう一度食べさせてみて調べるなどと、保護者に話せるでしょうか。実際にはこんなことはできません。症状がまた出るわけですから。

●皮膚テスト（プリックテスト）

もう一度食べて試すというのは、とても無理なテストです。そこで普通は、「プリックテスト」という皮膚テストを行います。原因と疑われる食品の成分を皮膚を軽く傷つけて、皮膚の反応を見る検査です。

●血液検査

「血液検査」は、血液を採って、特異IgE抗体があるかどうかを調べます。IgE抗体というのは、アレルギー反応に関わる物質で、卵に反応するIgE抗体、花粉に反応するIgE抗体という具合に、それぞれ「特異的に」反応する抗体です。そのような抗体を持っていない人は、アレルギー反応が起こらないため、症状が出ることはありません。この血液検査で抗体が見つかると、何を食べたのかという状況証拠と合わせて、アレルギーの正体を判断するのです。

2 診断がついたらどうするのか

原因の除去

血液検査

●基本的には除去をする

原因食品が分かったら、基本的にはその食品を除去（食べないように）します。

一部の報道では、「食物アレルギーは、食べれば治る」という情報が流されました。たしかに、除去後少しずつ食べて治していくというやり方はあります。私もそうしています。しかし、基本はまず除去することです。症状が出るのに食べたら治るという報告は、世界のどこにもありません。にもかかわらず、報道の仕方や『食べて治す』というような本の題名などに惑わされることがあります。これだと、食べれば治ると受け止められても致し方ないでしょう。本を読めば、そんなことは書いてないのですが、

保育所でも徐々に解除

そう思わされてしまうのです。このようなことに惑わされることなく、一定期間食べるのをやめさせるのが基本です。

もちろん家庭で除去するのと同じように、保育所でも除去します。

2019年4月に厚労省が発表した新「保育所におけるアレルギー対応ガイドライン」でも、アレルギーの原因となる食品を完全に除去することが基本であると明記しています。

●除去解除の仕方

そのあとで、徐々に少しずつ食べさせていくのか、一度に除去を解除して食べさせるのか、そこのところは医師の間でも意見が分かれました。

私は、次のように考えています。

患者の症状を見て、現在どの程度までその抗原を摂取しても大丈夫かを判断しながら解除していきます。

0歳児でアレルギー症状が出た赤ちゃんも、一定期間除去して2歳を過ぎると徐々に食べられるようになります。3歳を過ぎると50〜60％ぐらいの人はだいぶよくなります。6歳になると90％ぐらいの人がよくなります。

たとえば、卵アレルギーは、乳児期に乳ボーロ（たまごボーロ）を与えてじんま疹が出たという経過があっても、2〜3歳ぐらいになるとカステラなどは食べられるようになることがほとんどです。しかし、2歳で突然卵焼きが食べられるようになる

まずは家庭から

わけではありません。

アレルギー度の少ないもの（抗原性が低いもの）から徐々に抗原性の高いものへ、子どものアレルギーの程度の改善に合わせて緩めていくことが大切です。

●解除は医師に相談しながら、まず家庭からはじめる

除去をしてよくなってきたら、まずは家庭で少し食べさせることからはじめます。そして、問題がなければ、保育所でも解除していきます。

また、その際、小児科の医師の指導を受けることが大切です。小児科の医師は、アレルギーのことだけでなく、発達のこと、栄養状態なども診ています。このように全体をチェックしている小児科の医師の指導の下で、アレルギーの治療を進めていくことが大切です。

III

アレルギーが起こる仕組み

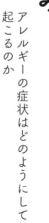

1　アレルギーの症状はどのようにして起こるのか
2　スギ花粉で起こるアレルギー
3　ダニで起こるアレルギーはダニの糞（ハウスダスト）に対するアレルギー
4　卵で起こるアレルギーは腸と全身で起こる
5　アレルギーマーチという変化
6　アレルギー患者増加の原因

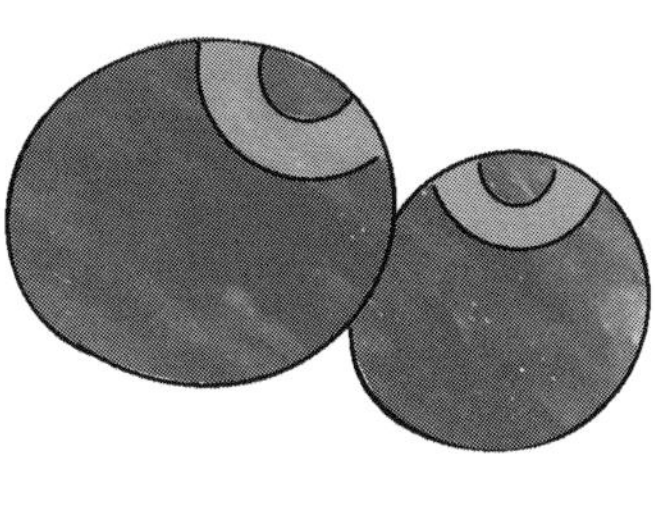

アレルギーの仕組み

マスト細胞

アンテナ

みなさんが普通思っている食物アレルギーは、じんま疹、ぜんそく、アトピー性皮膚炎などの症状の違いがありますが、いずれも同じ仕組みで起こると考えられています。皮膚科の医師は、アトピー性皮膚炎はI型（即時型）アレルギーでは起こらない、じんま疹しか起こらないと言う人が多いのですが、私はI型アレルギー＋アルファで起こると考えています。このことは、日本の学者が、マウスを使った実験で証明しています。しかしこの論文を、小児科医で紹介したのは私だけのようです。

1 アレルギーの症状はどのようにして起こるのか

ぜんそくやじんま疹などのアレルギーの症状は、どのようにして起こるのでしょうか。

●I型（即時型）アレルギーの仕組み

私たちの体は細胞でできていますが、みなさんの目の粘膜、鼻の中、口の中、気管支の表面、それから胃にはありませんが腸の表面に「マスト細胞」というものがあります。マストというのは、「太った」という意味です。ですから日本語では「肥満細胞」と言います。

その細胞には核の周りの細胞質に顕微鏡で見るとツブツブ（顆粒）がいっぱいあります。また、アレルギーがない人の細胞には、表面に何もありませんが、アレルギーがある人の細胞の表面には、特別なIgE抗体（特異IgE抗体）があります。これは、特別な物質にのみ反応するものです**（図表5）**。

（3）アレルギーが起こる仕組み

図表5　I型（即時型）アレルギーの仕組み

抗原と特異IgE抗体が結合するとマスト細胞から化学物質が放出される

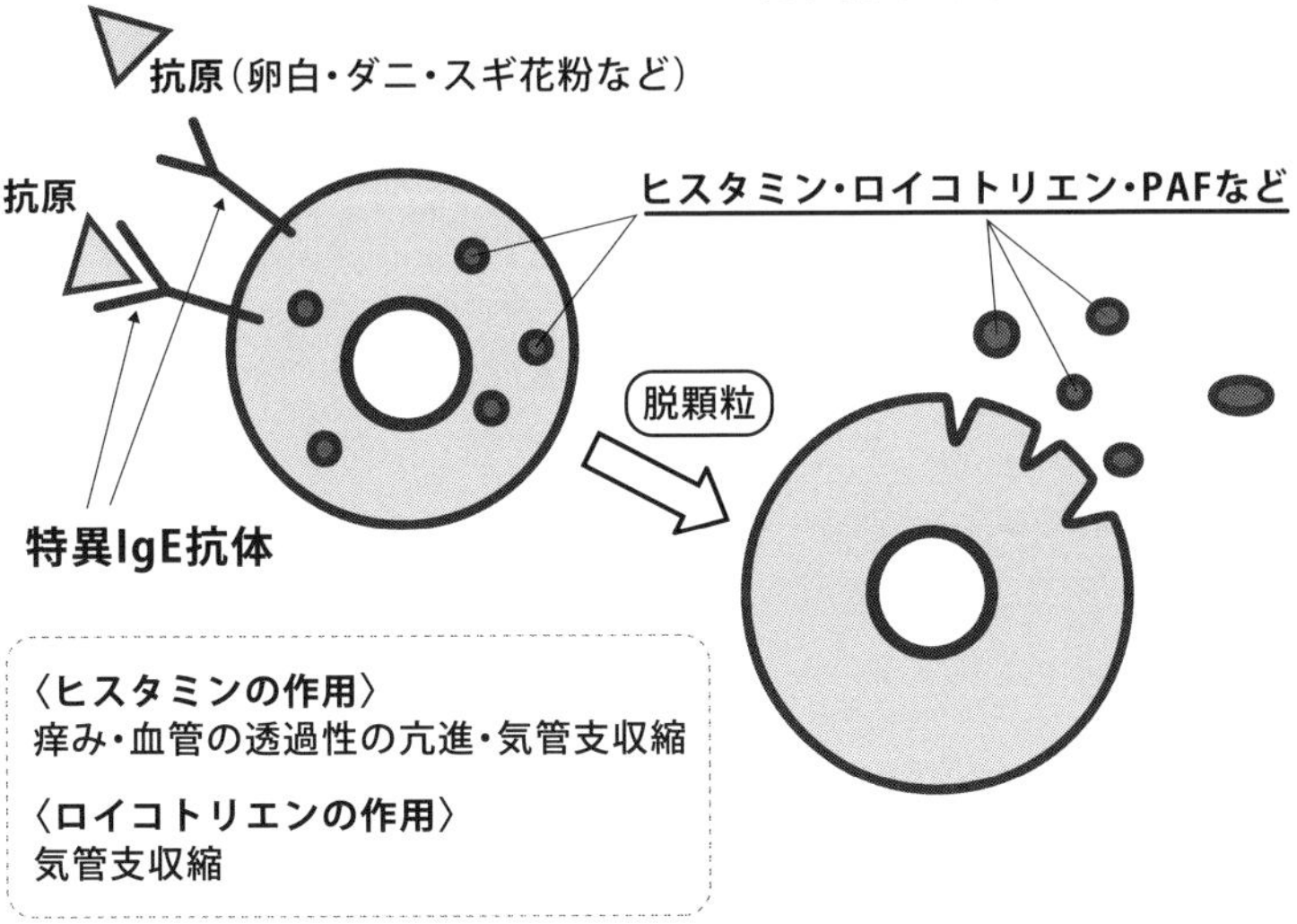

スギに反応する抗体を「抗スギ特異ＩｇＥ抗体」と言います。卵に反応する抗体を「抗卵白特異ＩｇＥ抗体」と言います。ダニに反応するのは「抗ダニ特異ＩｇＥ抗体」と言います。

このＩｇＥ抗体は血液の中で作られます。アレルギー体質ではない人は、この抗体をほとんど作らないので、血液を調べても、卵やスギ、ダニに対するアンテナもなく、ＩｇＥ全体のレベルが低い人です。

ところがアレルギー体質の人は、スギの花粉が飛んで来るとスギに対するＩｇＥ抗体を作ってしまいます。卵を食べると卵に対するＩｇＥ抗体を作り、ダニの多いところで生活するとダニに対するＩｇＥ抗体を作ります。そのような体質を「アトピー体質」と言います。つまり、ＩｇＥ抗体を作りやすい体質をアトピー体質と言うのです。

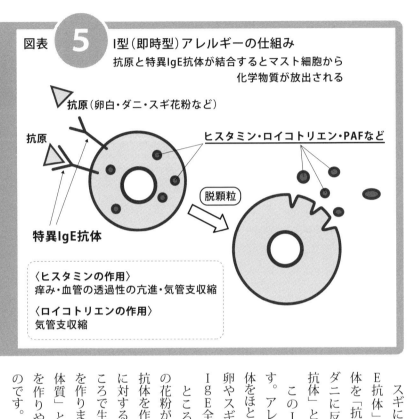

アトピー体質

IgE 抗体

●アトピー体質とアトピー性皮膚炎は違う

アトピーというのを、普通みなさんは「皮膚炎」のことを連想されると思いますが、それは逆で、ぜんそくがある、鼻炎がある、じんま疹を起こす人をアトピー体質がある、もしくはアトピー性疾患があると言います。アトピー性疾患のある人に合併する慢性の経過（6カ月以上）をたどる原因不明の皮膚炎を「アトピー性疾患に合併する皮膚炎」という意味でアトピー性皮膚炎と呼ばれるようになりました。

要するに、ぜんそくがある人に皮膚炎がある場合、調べてもその原因が分からないというものをアトピー性皮膚炎と呼んだわけです。鼻炎がある人で皮膚炎があり、半年以上治らずにその経過をたどるとアトピー性皮膚炎と、皮膚科の医師は名付けるのです。

したがって、アトピー性皮膚炎の診断基準は大変厳しく、アトピーの症状がある、アトピーの家族歴がある、血液を調べるとIgE抗体が高いというものをアトピー性皮膚炎というのです。これは慢性の経過があるということですからアトピーということになりますが、生後2カ月しか経っていなければ慢性ではありませんから、湿疹があってもアトピー性皮膚炎という名前はつけずにきた経過があります。

2 スギ花粉で起こるアレルギー

アトピー体質の人で、スギ花粉がたくさん飛んでいるところで生活していると、スギに対するIgE抗体があります。それは血液の中のリンパ球の一種であるB細胞

（3）アレルギーが起こる仕組み

でつくられ、血液の中で泳いでいます。ところが末梢血管までいって、細胞の隙間から組織にしみ出し、それが目の粘膜のマスト細胞にくっついて一緒に動きだします。なぜなら、マスト細胞にはIgE抗体に対する受け皿（受容体＝レセプター）があるからです。スギ花粉が飛んで来ると目に入ります。すると、マスト細胞のアンテナにスギ花粉がキャッチされてスギ花粉の情報がマスト細胞に伝わります。このアンテナは〝敵〟を見分けるアンテナですから、〝敵が来た、これは大変だ〟と、中に蓄えていた〝ミサイル〟を放ち、スギ花粉を追い出そうとします。ツブツブのものを放つので、これを「脱顆粒反応」と言います。この反応が一瞬で起こります。一瞬で起こるので、「即時型（I型）反応（アレルギー）」と言います。このミサイルがスギの花粉を溶かしてしまうか、なくしてしまうのであればいいのですが、そうではなく過剰反応するのです。

　このツブツブ（顆粒）には、ヒスタミン、ロイコトリエン、血小板活性化因子(platelet-activating factor＝PAF）などが含まれています。

　放出されたヒスタミンはかゆみを起こします。また血管の透過性を高めます。本来細胞と細胞はぴたっとくっついていますから、血管から血液が漏れることはありません。ところがヒスタミンが作用すると、わずかに隙間ができます。したがって、血管の透過性が高まるのです。すると液が漏れます。皮膚でそれが起こるとじんま疹が出ます。また目がかゆくなったり鼻づまりが起こります。これがアレルギー性結膜炎、アレルギー性鼻炎です。

ダニのケース

3 ダニで起こるアレルギーはダニの糞（ハウスダスト）に対するアレルギー

ダニに対するアンテナを持っていたらどうなるでしょうか？

アトピー体質の人では、掃除が行き届かなかったりして、ほこりの原因となるダニ（ヤケヒョウヒダニやコナヒョウヒダニ）が増えると、ダニ（糞や死骸）に対するアンテナを作ってしまいます。ダニの糞や死骸は花粉以上に細かく、気管支まで簡単に吸い込まれてしまいます。そこで気管支のまわりにいるマスト細胞のIgE抗体と反応するのです。

ダニは繁殖するのに三つの条件があります。ダニの研究者から聞いたところでは、①温度・湿度が適当であること。②食べものが豊富にあること。③もぐって卵が産めるところがあること、です。この三つが、全部日本の住居環境などにあてはまります。温度・湿度は言うまでもなく、狭い家の中に何人も生活しているので、フケや垢が落ちてダニの格好の食べものになります。また、畳はダニがもぐり込むのにいい環境です。畳の上にじゅうたんなど敷いていたら、絶好のすみかになります。そして布団です。ダニは、0・1ミリよりちょっと大きいのですが、布団のカバーの布を出入りできます。そして、6月頃の梅雨時から布団の中でどんどん増えて、10月頃の台風シーズンには死にますが、布団の中はダニの死骸と糞だらけになります。ダニは小さいけれども節足動物で、糞をします。0・1ミリほどのダニがする糞ですから、きわめて細かいものです。

1000～4000匹/ほこり1g

1万～100万匹/布団1枚

ダニの研究者によると、ほこり1グラムの中に生きたダニは１０００～４０００匹くらいいます。生きたダニがほこり1グラムの中に１０００匹以上いると発作を起こすと言われています。かつては、研究者はほこりを集めて、1グラムのほこりの中にいる生きているダニを顕微鏡で見ながら数えていました。今日では、布団を少しちぎって溶かして、ダニ特有のたんぱく質を測定して、布団I枚当たりのダニの数を推計できるようになりました。その結果、布団1枚には、少なくとも1万匹、普通は10万匹以上で、少し多いと１００万匹相当のダニの糞や死骸が詰まっているといわれています。

さて、夜になって寝るときに布団に入ると、ダニの糞や死骸がユラユラユラと、顔に〝降って〟来ます。それらが鼻から気管支に吸い込まれ、マスト細胞のダニに対するアンテナと反応してヒスタミンとロイコトリエンが放出されます。すると、気管支の収縮が起こります。収縮して気道が狭くなり、ゼーゼー音がして酸素不足のために息が速くなります。これが気管支喘息の発作です。ダニのアレルギーがあると、一番多く起こる症状はぜんそくの発作です。

卵のケース

4 卵で起こるアレルギーは腸と全身で起こる

次に食べもののアレルギーについてです。

すでに卵に対するアンテナを持っていると、初めて食べたのに卵が触れたところが腫れたり、嘔吐したりします。しかし、軽い反応であれば食べてもすぐには症状が出ずに、卵は胃に達します。ところが胃にはマスト細胞がないので何も反応が起こりません。そして、卵のたんぱく質は胃でだいぶ消化されて小腸に達します。その段階で、消化されていない卵の目印（アミノ酸の並び＝エピトープ）が残っていると、腸の表面でマスト細胞の卵に対するアンテナ（ＩｇＥ抗体）と反応してアレルギー反応が起こり、ヒスタミンやロイコトリエンなどが放出されます。すると、腸の表面の粘膜の細胞に隙間ができて、消化されていない卵の成分が血液の中に吸収されて入り込み、全身の血管を回ります。血管の中でマスト細胞とほとんど同じ働きをしている「好塩基球」と呼ばれる細胞の、卵に対するアンテナと反応して、全身の血管でヒスタミンやロイコトリエンがばらまかれます。すると全身の血管に隙間ができて、体のあちこちで血管からの液体成分が漏れてしまって、ぷくぷくと膨れてきてかゆくなります。ですからこの反応は、食べてすぐというのではなく、少し時間が経ってから、これらの症状が出ます。

アレルギーマーチ

原因の進展

5　アレルギーマーチという変化

アレルギーは、生後はじめに食べものによって起こり、少し大きくなってダニアレルギー、さらに成長してからスギなどの花粉アレルギーになります。つまり赤ちゃんが家の中にいてはじめに接触する抗原は食べものです。次に、布団の中でダニと接

図表6　アレルギーマーチ

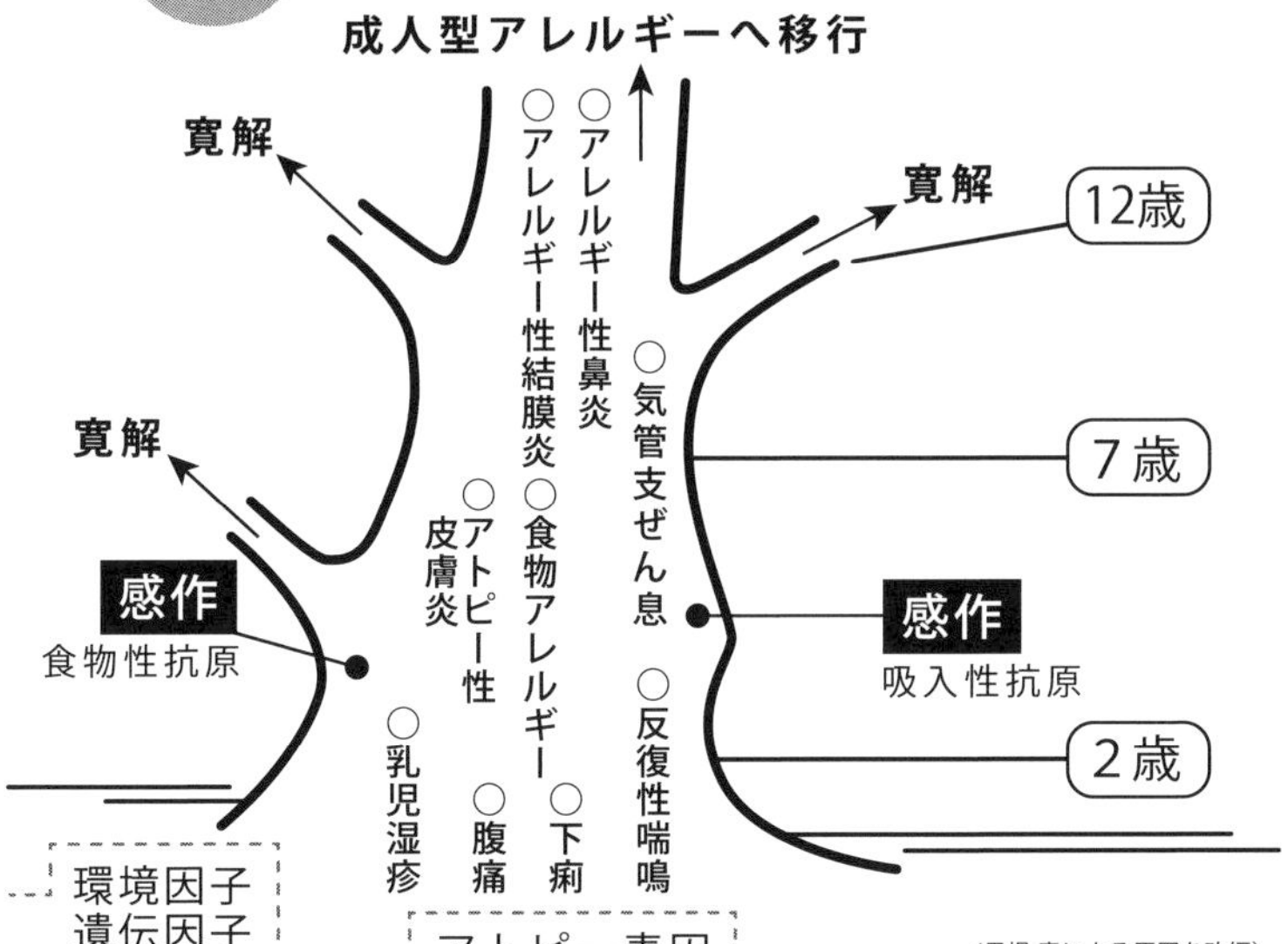

(馬場 實による原図を改編)

触します。外に出て遊ぶようになると、花粉アレルギーを起こすようになるわけです。

　このようにアレルギーの原因物質は年齢によってどんどん変化して症状が変化していくので、そのことを「アレルギーマーチ」といいます。それを示したのが**（図表6）**です。しかし、アレルギーマーチという表現をすると、アレルギーは次第にどんどん悪くなっていくように思われがちですが、年齢によって起こしやすい原因が変わっているだけだと捉えていただいてもいいと思います。

　IgE抗体を作りやすい体質をアトピー体質と言うと前述しましたが、したがってアトピー体質（素因）があると乳幼児の時は食物アレルギーを起こしやすくじんましんや湿疹（アトピー性皮膚炎）を発症します。その後、ダニアレルギーで気管支ぜんそくを起こし、長じて花粉アレルギーになって、アレルギー性鼻炎や結膜炎を起こすようになります。アトピー体質がない人は、抗原に接触してもこういうことは起こりません。

アトピー性皮膚炎が食べもので起きている場合、それが原因とは知らずに食べ続けたり、ペットのフケやダニが原因としらずに掃除が不十分だったり、黄色ブドウ状球菌などの皮膚の感染症、さらに食品添加物や残留農薬によってアトピー体質が高められると、アレルギーは悪循環に陥ることが多いものです。

アレルギー患者と

環境汚染

6　アレルギー患者増加の原因

いままでの研究で、ＩｇＥ産生能は、遺伝的要因と環境の影響で決まってくること、また、抗原との接触が高いと抗体を作りやすいことが分かってきました。私は、アレルギー患者が増えている原因は、「環境汚染」が関係していると考えています。なぜなら、遺伝的な素因だけだったら、アレルギーの患者がどんどん増えていくということはあり得ないからです。遺伝だけでなく、発症することを増やす要因があるはずで、それは大気汚染や食品の汚染という「複合汚染」ではないかと考えています。

Ⅳ

母乳とアレルギー

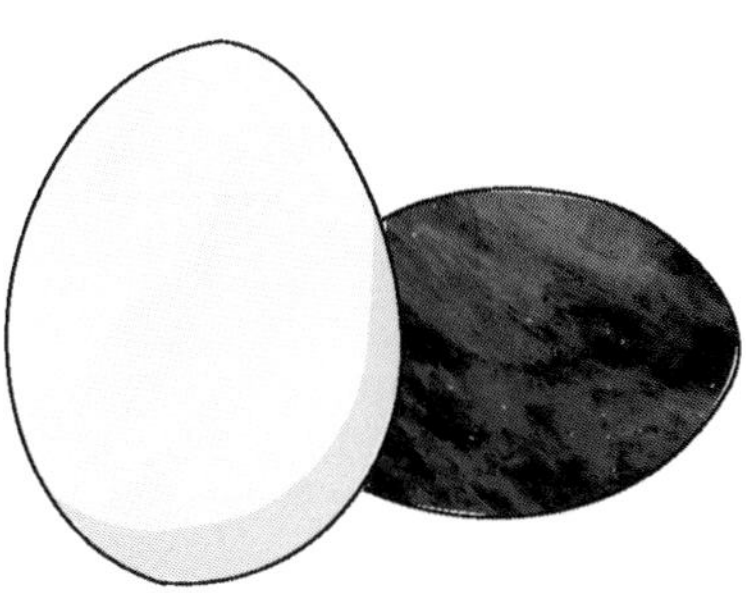

小児科学会

母乳の場合

1 母乳を与えている母親は食べものを制限しなくてもいいか

日本小児アレルギー学会は、アメリカ小児科学会の母乳とアレルギーは関係ないという論文を紹介して、母乳とアレルギーは関係ないとの見解を出したことがあります。それが、小児科医に影響を与えました。

アトピー性皮膚炎がひどい子を持つお母さんが、近くの小児科に行ったとき、「母乳で育てていますが、大丈夫ですか」と聞いたところ、「母乳とアレルギーは関係ないから、お母さんも好きなもの食べていい」と、指導を受けました。それでもなかなか症状が改善しませんでした。

じつは、アメリカ小児科学会の見解のもとになった論文は「母親がアレルギーを起こしやすいものを制限しても、6歳の時のアレルギー性疾患の発症率には大きな影響を与えない」というものでした。お母さんが食べものを制限しても、ダニ対策とか花粉対策をしなければ、アレルギー性鼻炎もぜんそくも、食べもので起こっているのとは違うので関係がないというだけです。

さらに、この報告をていねいに読むと、「1歳の小児のアトピー性皮膚炎の発症率は、食べものを制限したグループのほうが低かった」と、はっきり書いてあります。

2 6割の母親の母乳から食べた食品のたんぱく質成分を検出

乳児の消化吸収

乳児の消化吸収には、アレルギーに関連して大きく二つの特徴があります。

①消化液に含まれる消化酵素の量が成人の7分の1程度であるため、たんぱく質の消化能力が不十分である。

②未消化のたんぱく質成分がそのまま吸収されてしまう比率が高い。

これらが赤ちゃんの食物アレルギーの原因の一つです。

もう一つは、母乳中の卵白アルブミンの濃度についてです。母親が卵を1個摂取すると、摂取後約1時間をピークに、母乳1ミリリットル当たり4ナノグラムの卵白アルブミンが検出されたという報告や、母乳中に牛乳に含まれるカゼインやβラクトグロブリンを1ミリリットル当たり20ナノグラムのレベルで検出したという報告があります。

母乳中にも原因が

つまり、お母さんが卵や牛乳を摂取すると、母乳中にその成分が出てくるということです。ピーナッツでも同じことが言えます。そして、食べた母親の60％の人の母乳中からたんぱく質成分が検出されることが分かりました。そのお母さんの母乳を飲んだ赤ちゃんは、アレルギー体質があると、そのたんぱく質に感作されてIgE抗体を作り、アレルギーを発症することになります。したがって、半数以上の人には、〝卵とアレルギーは関係ないから好きなものを食べていい〟

とは言えません。つまり、赤ちゃんの湿疹に対しては、母親が原因となる食品を摂取しないことが、有効であるということです。しかし、4割の母親は母乳中にたんぱく質の成分が出てきませんから、何を食べてもいいということです。

V

赤ちゃんにはなぜ食物アレルギーが多いのか

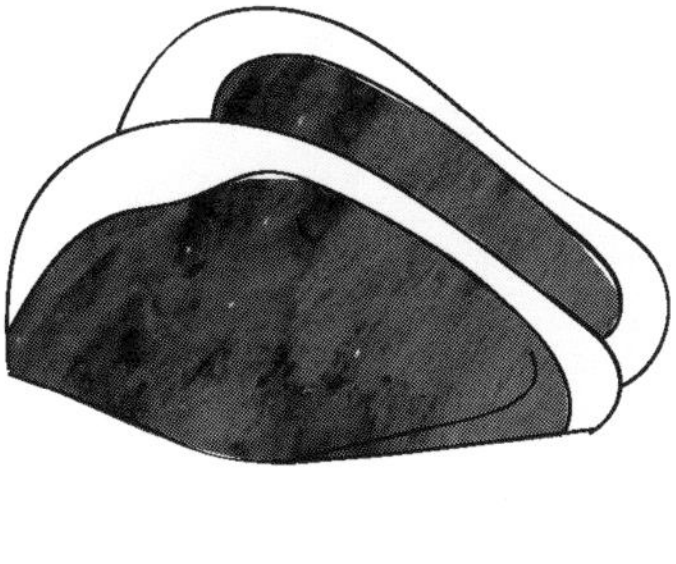

3大栄養素

1 食物の消化と吸収について

みなさんは、3大栄養素についてご存じのことと思います。①たんぱく質②脂肪③炭水化物（糖質）です。これらが体に入って、糖質、たんぱく質、脂肪の順に消化されます。

糖質は口の中の唾液、胃と小腸のアミラーゼという消化酵素でブドウ糖まで分解されて、吸収されます。たんぱく質は胃液のペプシンや膵液のトリプシン、腸液のカルボキシペプチダーゼという消化酵素でアミノ酸になって、吸収されます。脂肪は、中性脂肪になって吸収されます。

たんぱく質

2 たんぱく質の消化と吸収について

糖質や脂肪は、アレルギーを起こさないと考えられています。アレルギーを起こすのはほとんどたんぱく質です。

たんぱく質は、アミノ酸がたくさんつながったものですが、胃や十二指腸、小腸でアミノ酸まで分解されて吸収されます。たんぱく質もアミノ酸まで分解されるとアレルギーは起こしません。それはなぜでしょうか。

私たちは、鶏肉や卵、牛肉、豚肉、じゃがいもなどを食べて、自分に必要な形にして吸収しています。鶏のたんぱく質の構造のままで吸収しても、体内で使いようがありません。分解して人間が使える形にしなければならないのです。そのために、アミノ酸に分解するのです。アミノ酸にまで分解すれば、肉のアミノ酸も牛乳のアミノ酸も同じですから、その形でいったん吸収します。

そのアミノ酸を今度は肝臓で並び替えて、人間のたんぱく質に作りかえます。つまり、消化と吸収の仕組みは、ほかの動物のたんぱく質を人間が使えるアミノ酸の形にして、さらに人間のたんぱく質に作りかえているのであって、その作業が消化と吸収なのです。ですから、鶏のたんぱく質のままでは、人間の体には役に立たないので、そのままでは吸収しないようになっています。アミノ酸になって初めて吸収されるのです。

この作業には、胃ではペプシンという消化酵素で、十二指腸と小腸で膵臓から分泌されるトリプシンという消化液でアミノ酸が二つつながったジペプチドになって、最後に小腸のカルボキシペプチダーゼという消化酵素でアミノ酸にして吸収するわけです。

人間のたんぱく質

3 赤ちゃんはなぜ食物アレルギーになるのか

赤ちゃんは、胃や小腸の消化液が、大人の7分の1しか出ません。そのため、きちんと消化しないまま、つまり赤ちゃんの体の役に立たないままの形で小腸まで到達します。ですから、早期の離乳食開始は、たんぱく質が消化されずに吸収されるため、食物アレルギーを起こすことになります。大人と同じように消化液が出るようになるのは、

早い離乳…

2歳までは

2歳を過ぎてからですので、離乳が完了する2歳になって初めて、大人と同じものが吸収できるようになるのです。

もう一つの原因は、人間の体を守っている仕組みが2歳までは非常に弱いことです。体を守る役割をしているのが「IgA」という物質です。IgEはアレルギーを起こす物質ですが、IgAは腸などの粘膜を守っている物質です。しかし、これも2歳まではその値が低く、アミノ酸にまで分解していない物質を吸収してしまいます。

つまり、2歳までは消化もまだ十分にできないし、腸を守っている仕組みも不十分なために食物アレルギーを起こしやすいのです。

このような仕組みを考えれば、〝赤ちゃんの時から食べさせれば食物アレルギーにならない〟という主張は大変危険であるということがわかります。

Ⅵ

赤ちゃんには どれくらい栄養が必要か

1 赤ちゃんが必要とするエネルギー

2 赤ちゃんが必要とするたんぱく質の量

3 赤ちゃんが必要とする脂肪の量

4 食事制限をしても栄養が足りているかをみる

5 牛乳の摂取を制限するとカルシウム不足になる可能性がある

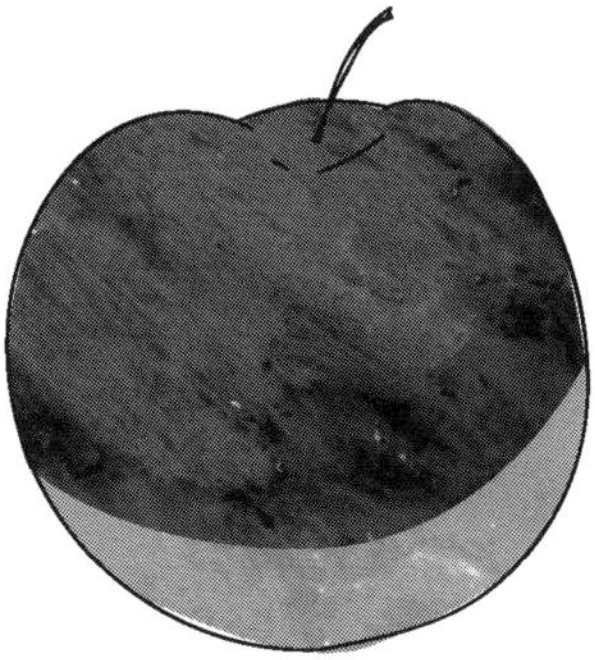

赤ちゃんは

2～3倍

1 赤ちゃんが必要とするエネルギー

赤ちゃんは、びっくりするほど急速に大きくなっていきます。それは、**（図表7）**の「乳児身体発育曲線」を見てもわかるでしょう。

およそ3キログラムで生まれた赤ちゃんは、1カ月でほぼ4キログラム、3カ月で6キログラムになります。生まれたときの2倍です。12カ月になると、9キログラムと3倍にもなります。このように大きくなるためには、体重1キログラム当たりでおよそ100キロカロリーが必要です。

ですからたとえば、3カ月で6キログラムに成長した赤ちゃんは、およそ600キロカロリーのエネルギーが必要となります。成人の場合は、体重1キログラム当たり30～50キロカロリーが必要ですが、赤ちゃんは、成人の2～3倍にもなります。

厚生労働省の「日本人の栄養摂取基準（2015年版）」では、0～5カ月の男性で1日当たり550キロカロリー、6～8カ月650キロカロリー、9～11カ月で700キロカロリー、女性では同じく500キロカロリー、600キロカロリー、650キロカロリーとなっています。1～2歳では、男性950キロカロリー、女性900キロカロリーとなっています**（図表8）**。

図表7 乳児身体発育曲線（平成12年調査）

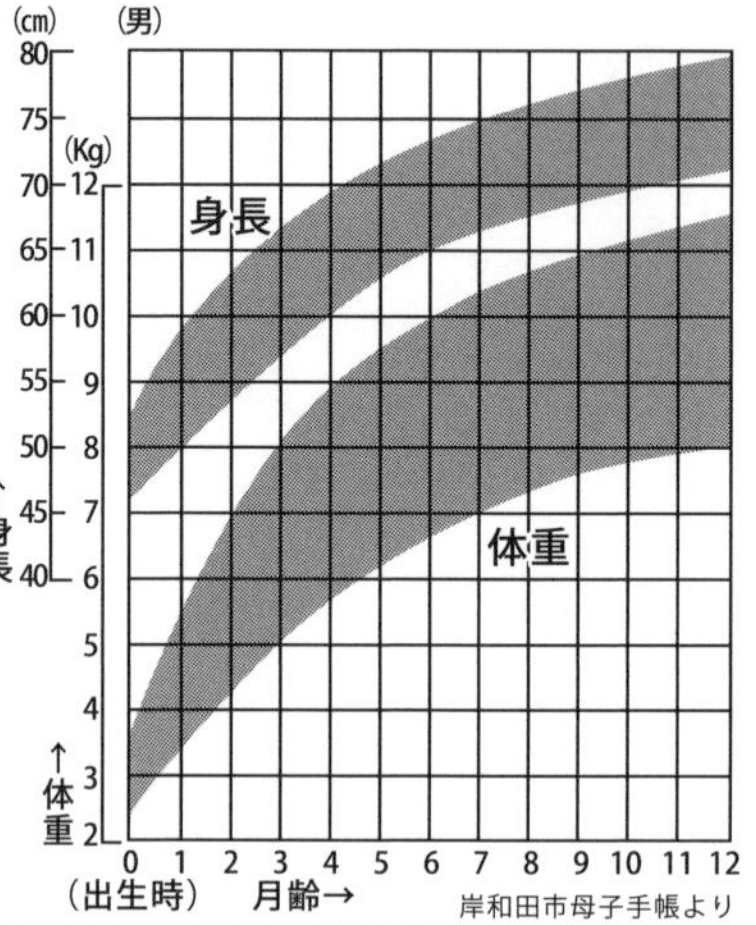

岸和田市母子手帳より

図表 8 参考表　推定エネルギー必要量（Kcal／日）日本人の食事摂取基準（2015年版）より

性別	男性			女性		
身体活動レベル(1)	I	II	III	I	II	III
0～5（月）	-	550	-	-	500	-
6～8（月）	-	650	-	-	600	-
9～11（月）	-	700	-	-	650	-
1～2（歳）	-	950	-	-	900	-
3～5（歳）	-	1,300	-	-	1,250	-
6～7（歳）	1,350	1,550	1,750	1,250	1,450	1,650
8～9（歳）	1,600	1,850	2,100	1,500	1,700	1,900
10～11（歳）	1,950	2,250	2,500	1,850	2,100	2,350
12～14（歳）	2,300	2,600	2,900	2,150	2,400	2,700
15～17（歳）	2,500	2,850	3,150	2,050	2,300	2,550
18～29（歳）	2,300	2,650	3,050	1,650	1,950	2,200
30～49（歳）	2,300	2,650	3,050	1,750	2,000	2,300
50～69（歳）	2,100	2,450	2,800	1,650	1,900	2,200
70以上（歳）(2)	1,850	2,200	2,500	1,500	1,750	2,000
妊婦（付加量）(3)						
初期				+50	+50	+50
中期				+250	+250	+250
後期				+450	+450	+450
授乳婦（付加量）				+350	+350	+350

（1）身体活動レベルは、低い、ふつう、高いの3つのレベルとして、それぞれⅠ、Ⅱ、Ⅲで示した。
（2）主として70～75歳ならびに自由な生活を営んでいる対象者に基づく報告から算定した。
（3）妊婦個々の体格や妊娠中の体重増加量、胎児の発育状況の評価を行うことが必要である。
注1：活用に当たっては、食事摂取状況のアセスメント、体重及びBMIの把握を行い、エネルギーの過不足は、体重の変化またはBMIを用いて評価すること。
注2：身体活動レベルⅠの場合、少ないエネルギー消費量に見合った少ないエネルギー摂取量を維持することになるため、健康の保持・増進の観点からは、身体活動量を増加させる必要があること。

2 赤ちゃんが必要とするたんぱく質の量

赤ちゃんが必要とするたんぱく質の目安量は、0〜5カ月の男性で1日10グラム、6〜8カ月15グラム、9〜11カ月25グラム、女性も同じ量となっています。1〜2歳では、男女共1日の推定平均必要量15グラム、推奨量20グラムとされています（**図表9**）。

図表 9 たんぱく質の食事摂取基準
日本人の食事摂取基準（2015年版）より

（推定平均必要量、推奨量、目安量：g／日、目標量（中央値）：%エネルギー）

性別	男性				女性			
年齢等	推定平均必要量	推奨量	目安量	目標量(1)（中央値(2)）	推定平均必要量	推奨量	目安量	目標量(1)（中央値(2)）
0〜5（月）	-	-	10	-	-	-	10	
6〜8（月）	-	-	15	-	-	-	15	
9〜11（月）	-	-	25	-	-	-	25	
1〜2（歳）	15	20	-		15	20	-	
3〜5（歳）	20	25	-		20	25	-	
6〜7（歳）	25	35	-		25	30	-	
8〜9（歳）	35	40	-		30	40	-	
10〜11（歳）	40	50	-		40	50	-	
12〜14（歳）	50	60	-	13〜20（16.5）	45	55	-	13〜20（16.5）
15〜17（歳）	50	65	-		45	55	-	
18〜29（歳）	50	60	-		40	50	-	
30〜49（歳）	50	60	-		40	50	-	
50〜69（歳）	50	60	-		40	50	-	
70以上（歳）	50	60	-		40	50	-	
妊婦（付加量） 初期 中期 後期					+0 +5 +20	+0 +10 +25	-	-
授乳婦（付加量）					+15	+20	-	-

※乳児の目安量は、母乳栄養児の値である。
（1）範囲については、おおむねの値を示したものである。
（2）中央値は、範囲の中央値を示したものであり、最も望ましい値を示すものではない。

図表10 脂質の食事摂取基準
日本人の食事摂取基準（2015年版）より

（脂質の総エネルギーに占める割合（脂肪エネルギー比率）：%エネルギー）

性別	男性		女性	
年齢等	目安量	目標量(1)（中央値(2)）	目安量	目標量(1)（中央値(2)）
0～5（月）	50	-	50	-
6～11（月）	40	-	40	-
1～2（歳）	-	20～30(25)	-	20～30(25)
3～5（歳）	-	20～30(25)	-	20～30(25)
6～7（歳）	-	20～30(25)	-	20～30(25)
8～9（歳）	-	20～30(25)	-	20～30(25)
10～11（歳）	-	20～30(25)	-	20～30(25)
12～14（歳）	-	20～30(25)	-	20～30(25)
15～17（歳）	-	20～30(25)	-	20～30(25)
18～29（歳）	-	20～30(25)	-	20～30(25)
30～49（歳）	-	20～30(25)	-	20～30(25)
50～69（歳）	-	20～30(25)	-	20～30(25)
70以上（歳）	-	20～30(25)	-	20～30(25)
妊婦			-	-
授乳婦			-	-

（1）範囲については、おおむねの値を示したものである。
（2）中央値は、範囲の中央値を示したものであり、最も望ましい値を示すものではない。

3 赤ちゃんが必要とする脂肪の量

「日本人の食事摂取基準」では、1日に必要な脂肪量は決められていませんが、1日に必要な総エネルギーに占める割合（%）で示されています。

赤ちゃんは体重当たりの必要エネルギーが大きいため、1日の摂取エネルギーに占める脂肪の割合も高くなります。

5カ月までの目安量は、男女共に50%となっており、6～11カ月で40%、1～2歳以後の目標量は20～30%となっています（**図表10**）。

4 食事制限をしても栄養が足りているかをみる

食物アレルギーで食事制限している赤ちゃんの栄養が足りているかどうか、順調に成長しているかどうかは、図表7の発育曲線を使うとよく分かります。このグラフは、

「母子手帳」に載っています。

生まれたときからの体重をこの図に記入して、体重が増えていなければたんぱく質がたりているか、カルシウムはどうかと調べてみることが必要になってきます。グラフにそって、順調に増えていれば問題ありません。

5 牛乳の摂取を制限するとカルシウム不足になる可能性がある

(図表11) には、牛乳に含まれる栄養を示しました。牛乳100グラムには、67キロカロリー、たんぱく質は3・3グラム、カルシウムは110ミリグラム、鉄は微量となっています。牛乳には、カルシウムは多く含まれています。

卵を制限した食事でカルシウムが不足することはありませんが、牛乳を制限するとカルシウムが不足して「くる病」になることがありますので、気をつける必要があります。園児たちの様子や成長曲線などをみて、おかしいなと思ったら、医師に相談しましょう。

カルシウムは、牛乳以外にも魚や海藻類にたくさん含まれていますので、小魚などが大事になります。丸干しイワシ1匹には、350ミリグラム、ちりめんじゃこ10グラムに220ミリグラム、野菜にもたくさん含まれています **(図表12)**。これらを参考にして、カルシウム不足にならないようにしてください。


牛乳を制限すると…

他の食材で補う

（6）赤ちゃんにはどれくらい栄養が必要か

図表 11 牛乳に含まれる栄養

	カロリー	たんぱく質	脂質	糖質	カルシウム	鉄
牛乳100g	67kcal	3.3g	3.8g	4.8g	110mg	微量

図表 12 カルシウムを多く含む食品の例

牛乳 200cc	200mg
プレーンヨーグルト 100cc	115mg
丸干しイワシ１匹	350mg
ちりめんじゃこ 10g	220mg
干し桜エビ８g	160mg
木綿豆腐1/4丁（75g）	90mg
高野豆腐１枚（15g）	90mg
納豆1パック（50g）	45mg
調整豆乳200cc	56mg
小松菜60g	175mg
切り干し大根20g	95mg

Ⅶ

除去食品を解除する

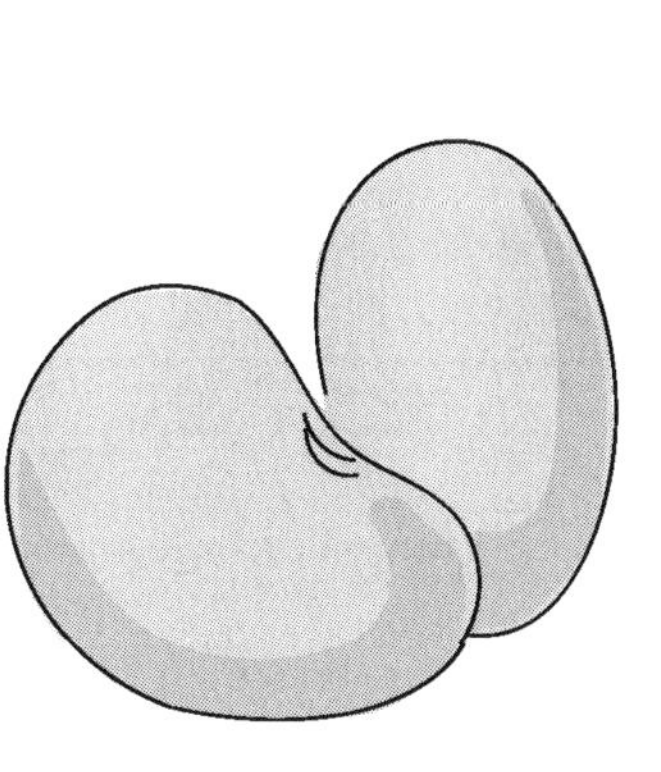

除去の緩和

いったんは除去

1 除去食はどのレベルまで必要か

●症状が出る食品はいったんは除去する

アレルギーの症状が出ているのに、原因となる食品を食べ続けていると、症状がよくなることはないということは、ここまでお話してきたとおりです。IgEのレベルがどんどん上がってきたり、この食べものは体によくないという記憶が消えないために、悪循環を引き起こします。

したがって、症状が出る食べものを、いったんは除去して症状が出なくなったレベルで(一般的には2歳ぐらい)、除去を少しずつ緩めていくことが、うまく治していくコツです。症状が軽いのなら、1歳から緩めてもいいのですが、前述したように2歳になると消化・吸収が大人並みになる、IgEも大体大人並みになるので、2歳が一つの基準になります。2歳になって、除去をちょっと緩めてみてアナフィラキシーが出ない、症状が出ないということをたしかめて、少しずつ食べる量を増やしていくということです。あせらずに、少しずつやることが大切です。

●血液検査でIgE抗体価を調べる

そのために血液検査をします。血液検査で、どの食物に対する特異的IgE抗体がどれくらいあるかを調べます。**(図表13)**は、RAST法による判定を示したものです。

図表13　特異的IgE抗体価による判定

IgE抗体価	スコア	判定
＜0.35	0	陰性
0.35～＜0.7	1	疑陽性
0.7～＜3.5	2	陽性
3.5～＜17.5	3	
17.5～＜50	4	
50～＜100	5	
100以上	6	

IgE抗体が0・35未満であればスコアは0で、判定は陰性です。以下IgE抗体価によって1～6までに分けられます。スコア6はIgE抗体価が100以上。スコア1は疑陽性、2～6が陽性と判定されます。

保育園に保護者が医師の診断書を持ってきて、スコア5と書いてあれば、抗体価は50～100、スコア3なら3・5～17・5ということです。ですから、その子のアレルギーの陽性度の高さが分かります。

（図表14）は、「プロバビリティカーブ」（確率曲線）というもので、食物アレルギーの発症する可能性を、IgE抗体価と年齢の関係で示したものです。横軸はIgE抗体価で、左側の数字が低いほうがアレルギーの程度が低い人で、右へ行くほど高くなります。

例えば、卵白を食べて症状が出る人の割合は、年齢を問わず抗体価が100の人は100％症状が出ることを示しています。抗体価1で1歳未満の人は、およそ5割に症状が出ます。しかし抗体価が10ならおよそ9割の人に症状が出る事を示しています。つまり、抗体価が高いほど症状が出る人が多いということが分かります。

もう一つ、年齢によって症状の出方が違うことも分かります。1歳未満では数字が高い人ほど症状が出ますが、1歳以上になると、同じ抗体価でも出方が下がってくるのです。2歳を超えると、もっと下がってきます。

ですから、卵白では抗体価が10ぐらいなら、1歳未満ではほとんどの人が症状が出

図表 14

プロバビリティカーブ (食物アレルギー研究会HPより)

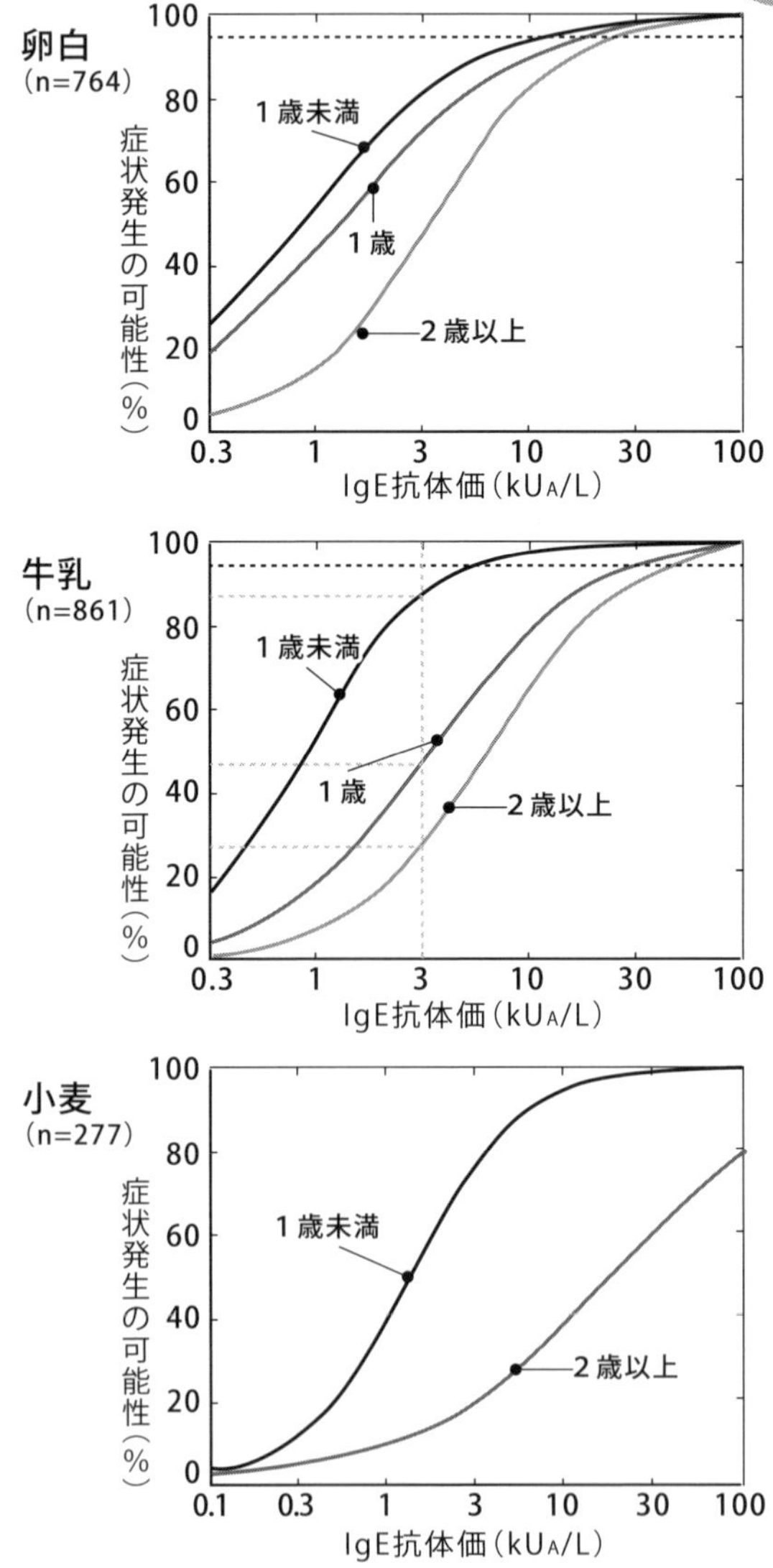

ますが、抗体価が3で2歳以上ならばほぼ半分の人しか症状が出ないことが分かります。

このような検査結果が出たら、その子に少し食べさせてみて、症状が出なければ除去を解除しようかと考えていいでしょう。

もちろんこれは、統計的な数字です。抗体価が１００以上で6歳の人に卵を食べさせても症状がでないことがありますが、１００以上の人の場合はそれだけリスクが高いわけですから、私はそのことをよく話して、リスクが高くてもやりたいと本人が承諾した場合にのみ、リスクに対する対策を取った上で、試してみることにしています。

私がたくさんの患者さんを診てきて言えることは、卵の場合は、抗体価１００、スコア６の人でも食べられるようになる人は多いです。もちろん、一気にたくさん食べるのではなく、1～2年かけて少しずつ試しながら進めます。

ですから、完全に制限することだけではなく、時期が来たら少しずつゆるめていくことができるということです。

2歳が目安

特に2歳になると、消化・吸収や免疫力が大人並みになるので、2歳を目安に、このグラフを頭に置きながら進めていきます。その際、食べものが全部同じ曲線ではないということにも、注意が必要です。いまは卵白の曲線を見ましたが、牛乳や小麦は別の曲線を描いています。

小麦の場合は、抗体価30で1歳未満ではほとんど症状が出ますが、1歳以上になると5割ぐらいに減少します。ですから小麦の場合は、少し数値が高くても、少しずつゆるめていくことはできます。卵も小麦も同じ数値だからといって、治療が同じだというわけではないのです。

2 卵の解除の仕方

●生卵、卵の白身は症状が強く出る

(図表15) を見てください。卵アレルギーで症状を一番強く起こすものは、生卵です。症状が弱いのは、よく火が通っているものです。これが基本です。それから、卵の量が多いものが強くでます。また、卵の白身のほうが黄身に比べてアレルギーを起こす程度が圧倒的に強いので、白身がたくさん入っている食品のほうが程度が強いということになります。

　このようなことを勘案して、食べるものを徐々にゆるめていきます。ハンバーグや天ぷらは卵を使いますが、それよりカステラのほうが抗原性は弱いです。カステラ一切れには、およそ10グラムの卵が入っています。ところが保育園

図表 15　卵の抗原性の強いもの順リスト

1. **生卵と生卵に近いもの**――生卵、マヨネーズ（酢が入っているので変性している）アイスクリーム
2. **半熟卵**――オムレツ、たこ焼き、お好み焼き
3. **加熱した卵**――卵焼き（だし巻き）、薄焼き卵、茶碗蒸し、かき卵汁
4. **卵が入っている料理**――ハンバーグ、天ぷらの衣、トンカツなど
5. **卵を使ったお菓子**――カステラ、クッキーなど
6. **つなぎに卵を使った練り製品**――ちくわ、かまぼこ、ウインナー、中華麺（卵つなぎ）、卵白つなぎのうどん
7. **鶏肉、チキンエキス、チキンコンソメ**

で提供するハンバーグには、2・5～5グラムしか卵は入っていません。ですから、カステラのほうが卵が入っている量は多いのですが、それでも抗原性が低いのは、カステラはハンバーグや天ぷらよりよく火が通っているからです。ですから、カステラは食べられても、ハンバーグや天ぷらはダメというケースがあるのです（天ぷらも、上品な衣が薄いものはいいのですが、衣が厚いものはしっかりと火が通っていないものもあるからです）。

3 卵と鶏肉について

（図表15）の一番下、7番に鶏肉が入っていますが、卵のアレルギーがある人には鶏肉も制限しなければならないのかについては意見が分かれています。普通は、制限は不要ということになっています。即時型のアレルギーの場合は、ほとんどの場合、制限は不要です。しかし、湿疹がひどい人は、卵をやめるときに鶏肉もやめないと治らない人がかなりいます。

私はかつて、卵の白身と鶏肉の交叉抗原性（共通する成分）を研究したことがありますが、実験では卵の白身と鶏肉には交叉抗原性がありません。したがって、卵アレルギーの人でも鶏肉は食べていいという指導をしていました。たしかに即時型アレルギーの人はそれで大丈夫なのですが、湿疹がひどい人の場合はなかなか治らないという事例がありました。

じつは、鶏肉には血液が混じっています。人間の血液にもアルブミンという物質が含まれていますが、鶏肉の血液にも血清アルブミンが含まれていますから、鶏肉のたんぱく質ではなく血清アルブミンと反応する人は鶏肉もやめなければいけなかったのではと考えています。検査結果だけではなく、実際に食べて起こることもよく診て判断することが大事ですから、現在は、卵アルレルギーの人には鶏肉もやめてもらいます。ゆるめるときは、鶏肉からゆるめていきます。

●〝おいしい！〟という笑顔を見ながら進めましょう

このように、ゆるめるときは、図表15の下のほうから順番にゆるめていきます。ちくわ、かまぼこ、ウインナーを小さく切って少しずつ食べて、それで大丈夫なら小さく切ったカステラやクッキー、そしてハンバーグなどと進めていくと、子どもさんも、〝おいしい〟と喜びますし、保護者も子どもの様子を見てうれしくなります。このように、うれしくなるように進めていくといいのではないかと思います。

ゆるめる

うれしくなるように

4 牛乳の解除の仕方

●牛乳アレルギーは卵より大変

牛乳アレルギーは、鶏卵の場合と違って、RAST（特異的IgE）スコアと症状が一致しないことが多いのが特徴です。アナフィラキシーショックタイプでは、すべて

乳たんぱく

牛乳

の乳製品の除去が必要なことが多いのが特徴です。皮膚炎タイプでは、鶏卵の場合と同じようにいったんすべてやめてから徐々にゆるめるようにしますが、鶏卵の場合と異なり、牛肉を食べても症状が出ないケースが多いので、はじめから牛肉を除去する必要はないと考えています。

一方で、重症の人は乳糖も除去する必要があります。乳糖は糖質、つまりでん粉ですからたんぱく質は入っていません。ですから、アレルギーを起こすはずはないと思っていました。ところが乳糖の中に乳たんぱくが0・3％混じっていることが分かりました。厚生労働省の食品成分表に解説が載っていて、高度に精製された乳糖にも乳たんぱくが0・3％含まれているものが一般的に多いと書かれています。

アレルギーに対する薬には、乳糖が入っているものがかなりあります。そのため、アレルギーの薬を出しているのに、だんだん悪くなっていくということがあって、「先生に出してもらっている薬を飲むと、だんだん悪くなっていく」といわれました。昔は、薬の添加剤は表示されていなかったのですが、「食品表示法」が改正されたときに、薬の添加剤も表示することになり、乳糖が含まれていることがわかりました。それで、牛乳アレルギーの強い人では、乳糖が入っていない薬に換えたら、よくなる人が多数ありました。

また、牛乳の成分表示では、牛乳のアレルゲンであるカゼインがそのまま「カゼインNa」と表示され、乳成分であることがわかりにくいので注意が必要です。

図表16　牛乳・乳製品の抗原の強弱

強 → 弱

	すべて	カゼイン	乳清	乳脂肪
生牛乳	練乳・牛乳など コーヒー牛乳 ミルクセーキなど			生クリーム
発酵食品	ヨーグルト	チーズ	ヤクルトなど 乳清飲料	バター
牛乳を用いた加熱料理	シチュー グラタン プリンなど	ハム		
牛乳を用いたお菓子・食品	ビスケット クッキーなど			
微量混入	乳糖など			
牛肉				

●牛乳のゆるめ方

牛乳のゆるめ方は、少し難しいです。牛乳・乳製品の抗原の強さは牛乳、チーズ、乳酸菌飲料、ヨーグルト、生クリーム、バターの順です。基本的には鶏卵と同じで、少量加熱食品から大量非加熱食品へと進めます（図表16）。

牛乳アレルギーでは、乳製品が直接のどに触れることが多いので、咽頭浮腫を起こして呼吸困難になる事例もたくさんあります。ですからよほど慎重に進めなければなりません。アナフィラキシータイプでは、皮膚にヨーグルトや沸かした牛乳を貼付し（ガーゼ付きの絆創膏にほんの少し付けて皮膚に貼る）、腫れる程度を見て解除の仕方を考えます。

5　小麦の解除の仕方

●グルテンと水に溶けるたんぱく質

小麦アレルギーの原因となる主なたんぱく質は、グルテンと食塩水可溶性のたんぱく質です。小麦粉を食塩水で練ると、食塩水に溶けるたんぱく質は出ていって水に溶けないグルテンだけが残ります。注目したいことは、〝水に溶けるたんぱく質がある〟ということです。

私たち日本人になじみの深い麩は、このような作業を繰り返して作ったグルテン食品です。グルテンアレルギーの人は、特に生麩は気をつけなければなりません。焼麩は火が通っていますから、生麩ほどひどい症状は出ません。

ある時、小麦アレルギーの患者のIgE抗体を、RAST法で調べました。検査をする会社A社とB社に、同じ血清を出して結果に違いがあるかどうかをみました。卵と牛乳は、A社とB社にほとんど差が出ませんでした。ところが、小麦は、検査結果に大きな差が出ることが分かりました。A社ではスコア3なのに、B社では0でした。その理由を調べると、一方はグルテンしか含んでいない小麦を調べてスコア0という結果でしたが、もう一方はグルテンも食塩水に溶けるたんぱく質も含む小麦全体の抗原を調べたので、スコア3という数値が出たのです。

その後、グルテンだけを調べる検査に保険が適用されるようになりましたので、小麦の何に反応して症状が出るのかが分かるようになり、その検査結果を見ながら食事指導ができるようになりました。

●「食物依存性運動誘発アナフィラキシー」について

小麦を食べた後、運動をするとアナフィラキシーショックを起こす人がいます。これを小麦による、「食物依存性運動誘発アナフィラキシー」といいます。小学校高学年から大人に多い症状です。この人たちの血液を調べると、グルテンの中のω《オメガ》-5グリアジンという成分に対する抗体を持つ人が多いことが分かっています。

「食物依存性運動誘発アナフィラキシー」は、かなり激しい運動（長距離を走る、テニスやバスケットボール、バレーボール、サッカーなど）をする人に起こります。保育園児の場合は、ω-5グリアジンがある人は少ないうえに、激しい運動はしないのであまり発症しないと考えられます。

なぜ激しい運動をすると、このようなことが起こるのでしょうか。じつは、運動をすると、消化と吸収が遅くなります。食べた小麦食品などのたんぱく質が十分消化されずに小腸にまで達し、それを吸収してしまうからだと考えられています。

図表17 小麦の抗原性

	小麦	グルテン含有量
強力粉	パン、中華麺 ギョウザの皮、ピザ	多い ↓
中力粉	うどん	↓
薄力粉	お菓子、天ぷら粉	少ない
デュラム セモリナ	スパゲティ	多い

●小麦のゆるめ方

小麦の除去をゆるめるのは、どのように進めていけばいいのでしょうか。グルテンの含有量が多いのは強力粉です。中力粉、薄力粉の順で、グルテンの含有量が少なくなります（**図表17**）。この事を念頭に置いて、解除を進めていきます。

まず少量のスパゲティからはじめます。一定の量が食べられるようになったら、うどんに進みます。その次はパンです。スパゲティとうどんは、グルテンの量がほとんど同じですが、パンはそれより多いので、この順になります。

実際に食べてみると、スパゲティのほうが症状が出ない人が多いのです。スパゲティは一束食べても症状が出ないのに、うどんは10センチ食べても症状が出るというケースがたくさんあります。グルテンは熱と圧力に弱く、小麦をオートクレーブ（圧力鍋）で加工すると、アレルギーを起こす成分がぐんと下がりますが、スパゲティには高圧をかける工程があるからではないかと考えています。

パンまでゆるめられたら、小麦を使った加熱したお菓子、小麦を使った加熱した料理へと進めていきます。

つまり、次のような手順になります。

❶スパゲティを与える→❷うどんを与える→❸パンを与える→❹小麦を使ったお菓子（加熱したもの）を与える→❺小麦を使った料理（加熱したもの）を与える。

このような手順を踏むと、除去を解除しやすいということです。

6 大豆の解除の仕方

●大豆アレルギーについて

２０１９年に「保育所におけるアレルギー対応ガイドライン」の改訂版が出されました。それには、大豆によるアレルギーについて次のように書いてあります。

「大豆油に関して、そもそも食物アレルギーは原因食品の特定のたんぱく質によって誘発されるものであり、油脂成分が原因とは基本的にはなりません。大豆油中のたんぱく質は 0g/100ml であり、除去する必要はないことがほとんどです」。
一般的にはこれでいいのですが、アレルギーの症状がきつい人では、大豆油に反応することが分かっているので、注意が必要です。

大豆油

●大豆油により強い反応をする人もいる

「ニューイングランドジャーナル」という有名な医学雑誌に、次のような報告が出ていました。

ある中年の女性が胃薬を飲んでいましたが、あるとき勧められてジェネリック薬品に替えたら、薬を飲んだとたんにアナフィラキシーを発症して、救急搬送されるということが起こりました。

そこで、もともと飲んでいた胃薬とジェネリックの薬の違いを調べました。もともとの薬には、大豆の油が入っていないのですが、ジェネリック薬には添加剤として含まれていました。そこで患者の血液を調べてみると、ジェネリックの薬を飲むと、血液中に斑点がみられ、大豆油と反応していることが分かりました。この薬には、ソイビーンオイル（大豆油）が使われていますが、この患者さんは、大豆に対する反応より大豆油により強い反応を示していることもわかりました。

ですから、大豆アレルギーの子を持つ保護者には、大豆油で強い症状を起こすこともあるということは話しておく必要があります。解除に際しては、その子は大豆油も大丈夫かどうかを確認しておかなければなりません。

ガイドラインに大丈夫と書かれていても、こういう危険もあるということを知っておく必要があります。

醤油のたんぱく質

●醤油の解除について

ガイドラインには、醤油については次のように書いてあります。

「醤油における大豆たんぱくも生成の発酵過程で、小麦たんぱくと同じ様に分解が進みます。醤油のたんぱく質含有量は7.7g/100mlですが、調理に利用する量は少ないこともあり、重篤な大豆アレルギーでなければ醤油は利用出来ることが多いです」。

料理に使うのが1ccであれば0・07グラムです。2ccなら0・15グラムぐらいになります。たんぱく質が0・15グラムというのは、かなりの量ですから、このガイドラインの表現の仕方はよくないと思います。「醤油は一般的には調理に使用することができるが、重症の人は症状が出ることがあるので、気をつけなければなりません」と、書いてほしいと思っています。

事実、醤油は大丈夫なんだと思って、料理に使って症状が出たために私の所に相談に来られる人がかなりいます。保育園の給食についても、〝醤油がダメ〟といいにくいため、いうのをためらっている保護者もいます。

味噌はどうか

●味噌は大丈夫か

ガイドラインでは、味噌については次のように書いてあります。

「味噌は、本来、その生成過程で小麦は使用しないため、純粋な製品には小麦の表記はなく、小麦アレルギーでも使用できます。大豆たんぱくに関しても醤油と同様に考えることができます。なお、味噌のたんぱく質含有量は9.7-12.5g/100gです」。

ですから、味噌は醤油と同じように考えたらいいということです。

Ⅷ

出汁について、魚介類のアレルギーについて

1　0歳児には昆布出汁を

2　魚介類の出汁はアレルギー反応を起こす

3　除去をゆるめるときは、まず水煮のツナ缶から

4　ガイドラインの「二者選択」には賛成しない

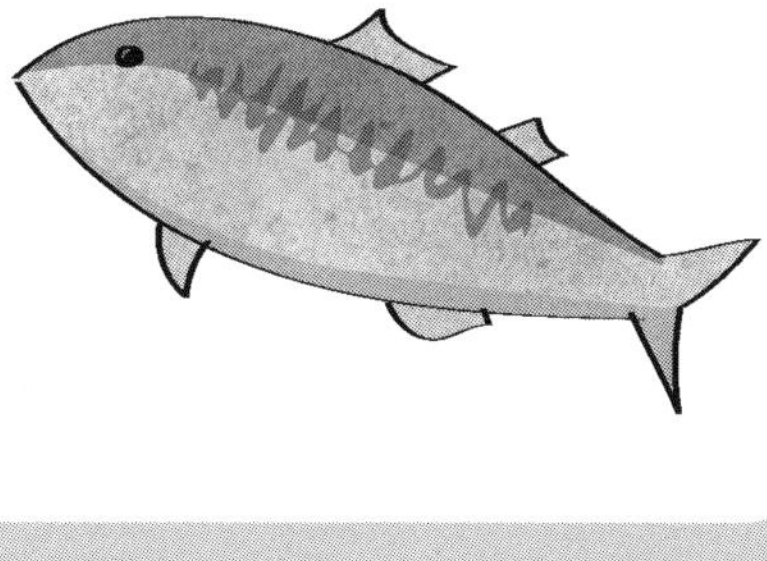

昆布はより安全

魚類のだし

魚類のアレルギー

1　0歳児には昆布出汁を

もう一つ大事なことは、出汁です。

ガイドラインでは、「魚類の出汁（だし）に含まれるたんぱく質量は、かつおだしで0.5g/100mlです。このため、ほとんどの魚類アレルギーは出汁を摂取することができます」と書いてあります。〝出汁ぐらい大丈夫〟というわけです。

私は、0歳児にはサバやカツオで出汁を取るのはリスクが高いので昆布出汁にしたほうがいいと考えています。出汁ぐらいなら大丈夫という発想が間違っていると思うのです。

2　魚介類の出汁はアレルギー反応を起こす

私は2013年に『食物アレルギー　正しい除去と安全な解除』（芽ばえ社）という本を出しました。もちろんいまも基本的には十分にみなさんのお役に立つ内容になっていますので、参考にしていただきたいと思います。しかし、魚のアレルギーについてはその後分かったことがあって、この本には十分に書ききれなかった点がありますので、以下に記します。

魚のアレルギーを起こす成分で最も有名なのは、パルブアルブミンです。この成分は、熱に強い（熱では壊れにくい）のでアレルゲンになりやすいたんぱく質です。

もう一つ魚介類のアレルギーで患者が多いのは、エビやカニ、イカ、タコなど甲殻軟体類です。これらに含まれているアレルギーを起こす成分は、トロポミオシンと考えられています。トロポミオシンは水に溶けるという特徴があります。

出汁は水に入れて取ります。したがって、出汁には、アレルゲンであるトロポミオシンが溶け出しています。ですから、エビ、カニや、イカ、タコを食べることと同じで、これらにアレルギーのある人は、出汁でも症状が出るということになります。

卵のアレルギーなら、加熱すれば熱で変性しますから、卵白アルブミンも溶け出すことはありません。だから、おでんにゆで卵が入っていても、ほかのものにアレルギー物質が溶け出してアレルギー症状が出るということはありません。

しかし魚介類の出汁では、溶け出しているから症状が出るというわけです。外国の論文には、魚を煮ている蒸気で、ぜんそくやじんま疹が出るという報告がたくさん出ています。蒸気にもトロポミオシンがたくさん含まれているのです。

ですから、〝出汁ぐらいなら大丈夫〟とはいえません。1歳未満の子には、昆布出汁が安全です。

溶け出す

3 除去をゆるめるときは、まず水煮のツナ缶から

ところで魚介類の缶詰は加圧加熱してあるので、アレルギーを起こしにくいものです。

したがって、魚を少しずつゆるめていく場合は、缶詰からはじめると安全に試すことができます。最も試すのにいいのは、水煮のツナ缶です。

4 ガイドラインの「二者選択」には賛成しない

ここまで記してきたように、アレルギーの原因になる食物を除去して症状が出なくなったので、その食物を食べようとする（除去をゆるめる、除去を解除する）時には、アレルギー度の少ない（抗原性が低い）ものから徐々に抗原性の高いものへと、子どものアレルギーの程度の改善に合わせてゆるめていきます。皮膚もきれいで、身体・精神発達も良好な状態でゆるめていくことがベストです。

新しいガイドラインにも、〝アレルギーの原因食品は除去する〟と書いています。そこは私と同じ考え方です。しかし、解除することについては、私の考え方と全く異なります。ガイドラインは、「全面除去、全面解除」で進めなさいといっています。全面的に原因食品を除去すると症状は徐々によくなっていきます。それでも完全除去を続けなさいというのです。

しかし実際には、2歳になったからある日突然食べられるようになる、というわけではありません。少しずつよくなって、6歳になるとなんでも食べられるようになることが多いのです。ところがガイドラインの考え方は、少しずつよくなったから、少しずつ除去をゆるめるという中間期間の対応は、保育園では大変だから、何でも食べられるようになってから解除しなさい、というのです。

例えば、卵アレルギーの子が、徐々によくなって家庭ではカステラまで食べられるようになっても、卵焼きはまだ食べられない。だから保育園ではカステラも卵焼きも、一切与えないようにしよう、という考え方です。

私はこの考え方に賛成していません。たしかに、園児の一人ひとりに細かくあわせるのは大変です。しかしだからといって全面除去を続けるのは、その子の健康面・精神面によくありません。だから、子どもたちの状態に合わせて、大まかなくくりでいいのでランクに分けたほうがいいというのが、私の意見です。

全面除去

⬅

ある程度ゆるめる

⬅

かなりゆるめる

⬅

全面解除

に大きくランクわけして対応したほうが、うまくいくと考えています。

Ⅸ

緊急時の対応

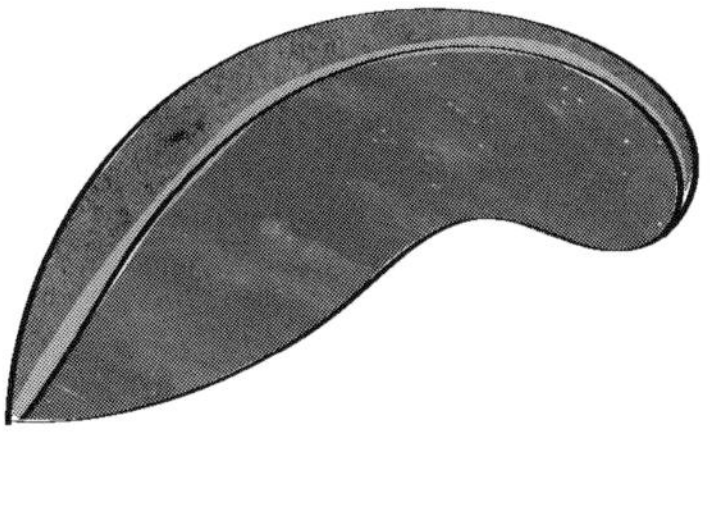

1 「生活管理指導表」のこと

ガイドラインは二者選択ですから、解除するには、医師の診断を受けて「指示書」をもらってから行うということになっています。また、「生活管理指導表」を保護者から提出してもらうことになります。この表はじつは小学校で使うものです。

いうまでもなく、小学校や幼稚園は文部科学省の管轄です。ですから、幼稚園や小学校では、この「生活管理指導表」が使われています。保育園は厚生労働省の管轄ですが、食物アレルギーは0歳から始まって、2歳、3歳と徐々によくなって、6歳になるとほぼ治るのですから、子どもたちは保育園時代に経験し、保育園はその子たちに対応してきたわけですから、食物アレルギーに関しては保育園が圧倒的に経験を蓄積しています。にもかかわらず、幼稚園や小学校の経験を上から押しつけてきた証拠が、この「生活管理指導表」です。省庁にもの申すわけではありませんが、現場からいうと、保育園のほうが経験を豊富に積んでいるのに、小学校の経験などを押しつけるなといいたい気持ちです。

●食物アレルギー病型とアナフィラキシー病型

それはともかく、表を見てみましょう（**図表18**）。

まず、一番左の縦書きの文字、食物アレルギー（あり・なし）、アナフィラキシー（あり・なし）

18 図表

生活管理指導表「病型・治療」欄の読み方【食物アレルギー・アナフィラキシー】

食物アレルギー（あり・なし）	アナフィラキシー（あり・なし）	病型・治療
		A. 食物アレルギー病型 1. 食物アレルギーの関与する乳児アトピー性皮膚炎 2. 即時型 3. その他 （新生児・乳児消化管アレルギー・口腔アレルギー症候群・ 食物依存性運動誘発アナフィラキシー・その他： ）
		B. アナフィラキシー病型 1. 食物 （原因： ） 2. その他（医薬品・食物依存性運動誘発アナフィラキシー・ラテックスアレルギー・昆虫・動物のフケや毛）
		C. 原因食品・除去根拠 該当する食品の番号に○をし、かつ《 》内に除去根拠を記載 1. 鶏卵 《 》 2. 牛乳・乳製品 《 》 3. 小麦 《 》 4. ソバ 《 》 5. ピーナッツ 《 》 6. 大豆 《 》 7. ゴマ 《 》 8. ナッツ類* 《 》 （すべて・クルミ・カシューナッツ・アーモンド・ ） 9. 甲殻類* 《 》 （すべて・エビ・カニ・ ） 10. 軟体類・貝類* 《 》 （すべて・イカ・タコ・ホタテ・アサリ・ ） 11. 魚卵* 《 》 （すべて・イクラ・タラコ・ ） 12. 魚類* 《 》 （すべて・サバ・サケ・ ） 13. 肉類* 《 》 （鶏肉・牛肉・豚肉・ ） 14. 果物類* 《 》 （キウイ・バナナ・ ） 15. その他 （ ） 「＊は（）の中の該当する項目に○をするか具体的に記載すること」 **[除去根拠] 該当するもの全てを《》内に番号を記載** ①明らかな症状の既往 ②食物負荷試験陽性 ③IgE抗体等検査結果陽性（※） ④未摂取
		D. 緊急時に備えた処方薬 1. 内服薬（抗ヒスタミン薬、ステロイド薬） 2. アドレナリン自己注射薬「エピペン®」 3. その他（ ）

※生活管理指導表（特に食物アレルギー欄）に医師が記載した内容について、保育所から保護者に対し、関連する検査結果を求める必要はありません。（「C.原因食品・除去根拠」欄において、「③IgE抗体等検査結果陽性」の原因食品がある場合を含む）

のいずれかに○を付けます。アナフィラキシーショックではなく、アナフィラキシーとなっていますから、ショックを起こす可能性がある反応があったかどうかということです。

一番上の欄に「A、食物アレルギー病型」とあって、1食物アレルギーの関与する乳児アトピー性皮膚炎なのか（食べものが原因で湿疹が起こっているのか）、2即時型なのか（食べたらじんま疹が出たり、下痢したり、戻したりするのか）、3その他（新生児・乳児消化管アレルギー・口腔アレルギー症候群・食物依存性運動誘発アナフィラキシー）とあります。食物依存性運動誘発アナフィラキシーについては、前記しました。新生児・乳児消化管アレルギーというのは、特殊なタイプのもので、みなさんが出会うことはまずないと思います。赤ちゃんが粉ミルクを飲むと戻しますが、IgE抗体が関係しないタイプのもので、特殊な検査をしなければ分かりません。それに、1歳を過ぎるとほとんど治っています。

口腔アレルギー症候群は、花粉症と同じ抗原で果物が原因で起こすものです。これは、小学生になると増えてきますが、保育園ではほとんど例がありません。

これらの項目について、該当するものに医師が○を付けます。

「B、アナフィラキシー病型」という項目も同様で、アナフィラキシーがあれば、1にはその原因食物を記入し、2その他なら医薬品等々の該当するものに○を付けます。

●原因食品・除去根拠

次に「C、原因食品・除去根拠」の欄です。原因食品が鶏卵ならば○を付けて、《　》内に、除去根拠を書くようになっています。「明らかな症状の既往」であれば①を、「食物負荷試験陽性」であれば②、「IgE抗体等検査結果陽性」なら③、いままで怖いからとか何か理由があって食べていないならば「未摂取」④と記入します。

いずれにしても、ここには除去の程度を記入する欄はありませんから、どんな理由であれ○が付いた食品は全面除去ということになります。

●緊急時に備えた処方薬

「D、緊急時に備えた処方薬」としては、1内服薬として抗ヒスタミン薬、ステロイド薬を服用する。2アドレナリン自己注射薬「エピペン®」、3その他となっています。

以上のように、厚生労働省の ガイドラインとしては、アレルギーと分かったら全面除去で、保育園ではたとえ家庭で食べていても園の献立が全部食べられるようになるまで、除去しなさいということです。

2 「せんせい、ぼくカステラ食べられるから、ちょうだい」といわれたらどうしますか？

アレルギーの子どもたちへのこのような完全除去・完全解除で困ることが、実際には起こっています。

3歳の子で、家ではカステラを食べています。ところが園では、その子には、せんべいが配られます。卵が使われているものは、全面除去だからです。せんべいを与えられたMくんは、隣のYくんのカステラを見て、「せんせい、あのねー、ぼく、うちではカステラ食べているから、カステラちょうだい」といいます。そのとき、保育士のみなさんは、どう対応しますか。こういう問題が起こるわけです。

食べてじんま疹が出る、ぜんそくが出るのであれば、「Mくん、みんなと同じもの食べたら、カイカイが起こるでしょ。だからがまんしてね。そのうち食べられるようになるからね」と、話すことができますね。でも、うちで食べているという子に、どう説明しますか。初めからMくんが食べられる献立にして、みんなと同じカステラを出すか、全員にせんべいを出すかのいずれかです。

しかし、先ほど記したように、ランクわけしていれば、Mくんは9月からは食べられるよ、もうちょっとがまんしようね、ということもできます。こうすれば、子どもも納得できます。

現場の保育士は

図表19　食物アレルギーによる症状への対応

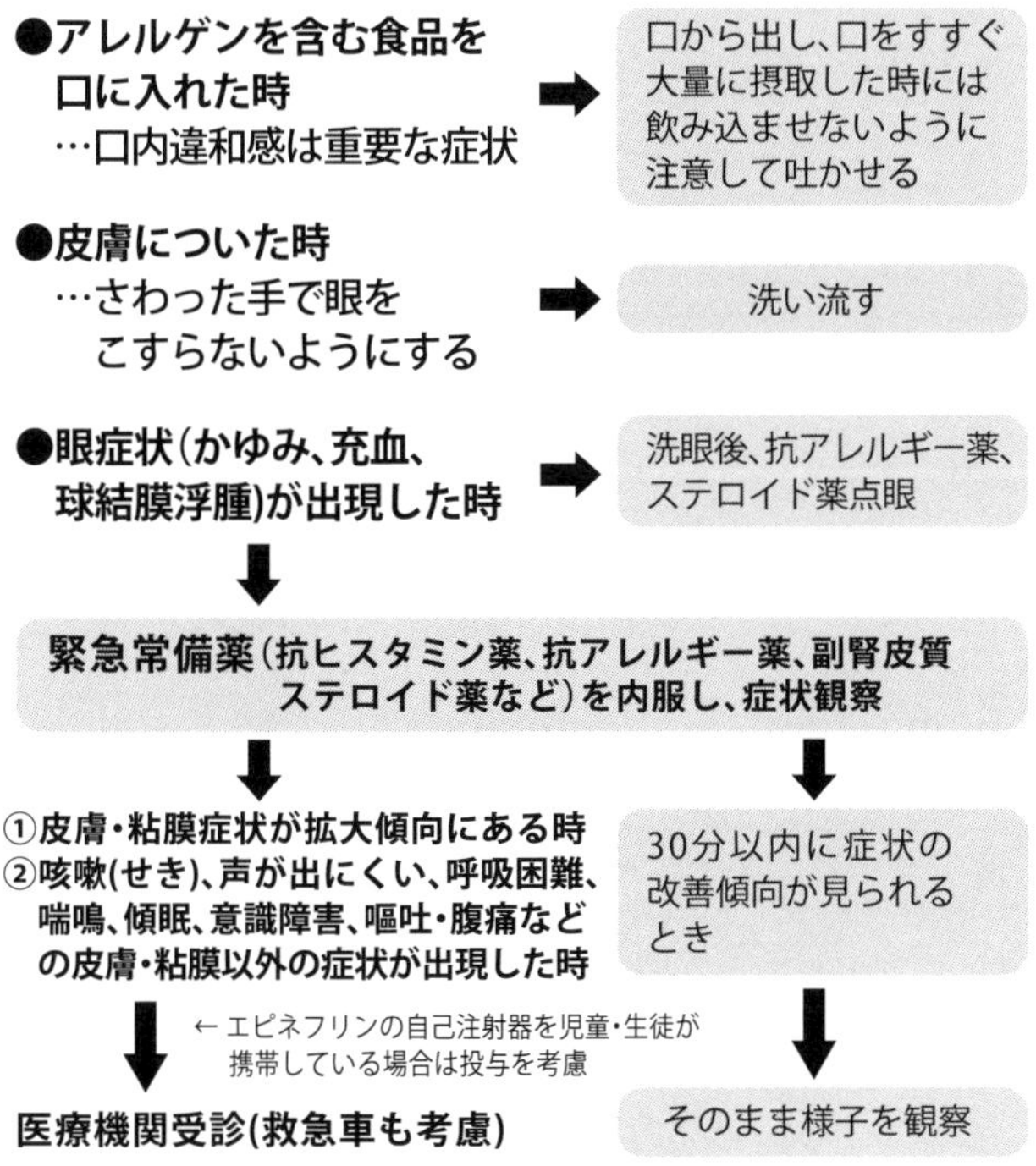
●アレルゲンを含む食品を口に入れた時
…口内違和感は重要な症状
口から出し、口をすすぐ
大量に摂取した時には飲み込ませないように注意して吐かせる
●皮膚についた時
…さわった手で眼をこすらないようにする
洗い流す
●眼症状（かゆみ、充血、球結膜浮腫）が出現した時
洗眼後、抗アレルギー薬、ステロイド薬点眼
緊急常備薬（抗ヒスタミン薬、抗アレルギー薬、副腎皮質ステロイド薬など）を内服し、症状観察
①皮膚・粘膜症状が拡大傾向にある時
②咳嗽(せき)、声が出にくい、呼吸困難、喘鳴、傾眠、意識障害、嘔吐・腹痛などの皮膚・粘膜以外の症状が出現した時
30分以内に症状の改善傾向が見られるとき
←エピネフリンの自己注射器を児童・生徒が携帯している場合は投与を考慮
医療機関受診(救急車も考慮)
そのまま様子を観察

「食物アレルギーによるアナフィラキシー学校対応マニュアル　小・中学校編」
日本小児アレルギー学会・食物アレルギー委員会編集より

保育園で、アレルギーの原因食物を食べてしまったら、図表18で示したように、処方薬を使うことになります。じんま疹には抗ヒスタミン剤、ぜんそくには気管支拡張剤、アナフィラキシーショックを起こす恐れがあるときはステロイド薬を使います。また、実際にショックを起こしてしまったら、エピネフリンの注射（エピペン®）の皮下注射を行います。そして、ショックを起こす恐れがある時は、病院を受診することが必要です（**図表19**）。

＊注　エピペンは固有名詞であり商標登録されている名称のため名称に®を付けますが、本書では以下®は省略します。

4 エピペンの使い方

使用の手順

●エピペンを使う手順

エピペンの使い方については、ほとんどの保育園で講習を行っていますので、多くの保育士がすでに知っていることと思います。ですから、ここでは簡単に説明するにとどめます。

まず初めに行うことは、使用する前に、エピペンが本物かトレーナーかを確認します。確認したら、エピペンをケースから取り出します。

2番目に、オレンジ色のニードルカバーを下に向けて持ちます（しっかり握る）。

3番目に、青い安全キャップを外します。

そして、4番目に、太ももに注射します。服を着たままの太ももの外側に、エピペンの先端（オレンジ色の部分）を軽くあてて、〝カチッ〟と音がするまで強く押しあて、そのまま3〜5秒数えます。注射してすぐに抜くと、液が漏れてしまうからです（私が試したところでは、小学1年生では〝カチッ〟となるまで押さえるのはむずかしいようです。ですから、保育園児も自分ではやれませんから、保育士が行うことになります）。

エピペンを太ももから離してオレンジ色のニードルカバーが伸びていることを確認します。伸びていなければ、注射がうまくできなかったことになりますから、4番目の作業をもう一度繰り返します**（図表20）**。

図表 20

「エピペン®」接種の実際

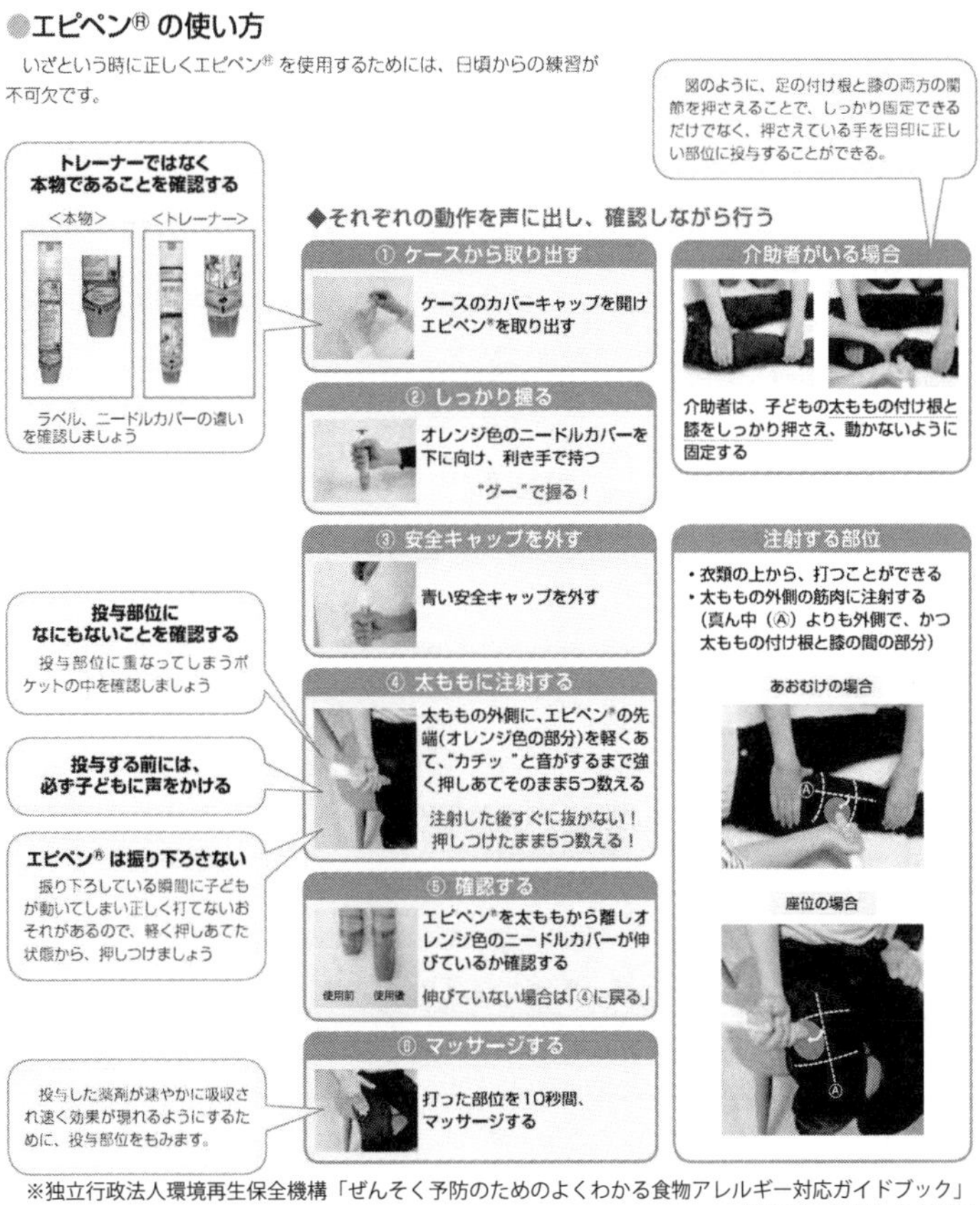

●エピペン® の使い方

いざという時に正しくエピペン® を使用するためには、日頃からの練習が不可欠です。

トレーナーではなく本物であることを確認する

<本物> <トレーナー>

ラベル、ニードルカバーの違いを確認しましょう

◆それぞれの動作を声に出し、確認しながら行う

① ケースから取り出す

ケースのカバーキャップを開けエピペン®を取り出す

② しっかり握る

オレンジ色のニードルカバーを下に向け、利き手で持つ

"グー"で握る！

③ 安全キャップを外す

青い安全キャップを外す

投与部位になにもないことを確認する

投与部位に重なってしまうポケットの中を確認しましょう

④ 太ももに注射する

太ももの外側に、エピペン®の先端(オレンジ色の部分)を軽くあて、"カチッ"と音がするまで強く押しあてそのまま5つ数える

注射した後すぐに抜かない！押しつけたまま5つ数える！

投与する前には、必ず子どもに声をかける

エピペン® は振り下ろさない

振り下ろしている瞬間に子どもが動いてしまい正しく打てないおそれがあるので、軽く押しあてた状態から、押しつけましょう

⑤ 確認する

使用前 使用後

エピペン®を太ももから離しオレンジ色のニードルカバーが伸びているか確認する

伸びていない場合は「④に戻る」

⑥ マッサージする

打った部位を10秒間、マッサージする

投与した薬剤が速やかに吸収され速く効果が現れるようにするために、投与部位をもみます。

図のように、足の付け根と膝の両方の関節を押さえることで、しっかり固定できるだけでなく、押さえている手を目印に正しい部位に投与することができる。

介助者がいる場合

介助者は、子どもの太ももの付け根と膝をしっかり押さえ、動かないように固定する

注射する部位

- 衣類の上から、打つことができる
- 太ももの外側の筋肉に注射する（真ん中（Ⓐ）よりも外側で、かつ太ももの付け根と膝の間の部分）

あおむけの場合

座位の場合

Ⓐ

※独立行政法人環境再生保全機構「ぜんそく予防のためのよくわかる食物アレルギー対応ガイドブック」（2017 年 10 月）より引用

保護者とも

事前の確認

●エピペンの使用はあらかじめ保護者としっかり打ち合わせを

このエピペンは、もともとは営林署の職員のために作られたものです。山の中でハチに刺されてショックを起こしたとき、使うものです。ハチに刺されても、麓の病院まで行くのに、例えば2時間かかるとしたら処置が間に合わないため、自分で注射を打つ。つまり大人用に開発されたものです。

ところで、注射は本来医師でなければ打つことができません。しかし、アナフィラキシーショックなど緊急を要するときは早い処置が必要なので、本人が打つことを認められています。でも子どもは自分で打てないので保護者が打つものです。でも、保護者がそこにいない保育園では、保護者の代わりに保育士が打つということになります。この薬については、緊急時には親や保育士が打つことが認められています。

大事なことは、保護者の代わりに保育士が打つのですから、保護者とよく話し合って、どういうときに打つのか確認しあっておくことです。ほとんどの保護者は、わが子が怖い目にあった経験があるので、園から保護者に連絡が取れなくても、「そのときはエピペンを打ってください」といいます。この点は、保護者との間で、はっきりさせておいてください。

コラム　アレルギーによる死亡事故原因、薬が1位

アレルギーで死亡事故が起こる最も多い原因は、「薬」です。病院で注射や点

意外な死亡事故原因

滴を受けて、その薬でショックを起こすことが多いのです。食べものではなくて、薬は直接体に入れるため、ひどい場合はショックを起こすと5分で死亡します。

2番目に多いのは、ハチの毒によるショックです。日本では1年間に十数人死亡しています。世界各国で年間二桁の死者が発生しています。

食物アレルギーによる死亡は、ほとんどの国で年間0か1名です。なぜ少ないかというと、薬で死亡するのはショックを起こしてから5分、ハチは15分といわれていますが、食物アレルギーは30分といわれています。その間に救急搬送されて処置することが可能だからです。

5 緊急時の対応

●エピペン使用と救急車の要請

「緊急時個別対応票」というものがあります（**図表21**）。

この票の表面には、エピペンの有無や有効期限、内服薬など必要事項をすべて書いたものを保育園で保管しておきます。

例えば、卵アレルギーの子が間違ってカステラを食べてしまった。症状のきつい子は、じんま疹やぜんそくが出たりしますが、腹痛などもステロイド薬を飲ませたらすぐに治ります。じんま疹もステロイド薬を飲むと、かなり軽くなります。かゆみしかない子は、ポララミンを処方されていたら内服薬の所に書き込んでおきます。

図表 21

（緊急時個別対応票）【表面】

■ 緊急時個別対応票（表）　　　　年　　月　　日作成

組	名　前	原因食品
組		

緊急時使用預かり

管理状況	エピペン®	有 ・ 無
		保管場所（　　　）　有効期限（　年　月　日）
	内服薬	有 ・ 無
		保管場所（　　　）

緊急時対応の原則

以下の症状が一つでもあればエピペン®を使用し、救急車を要請

全身の症状
- □ぐったり
- □意識もうろう
- □尿や便を漏らす
- □脈が触れにくいまたは不規則
- □唇や爪が青白い

呼吸器の症状
- □のどや胸がしめ付けられる
- □声がかすれる
- □犬が吠えるような咳
- □息がしにくい
- □持続する強い咳き込み
- □ゼーゼーする呼吸

消化器の症状
- □持続する強い（がまんできない）お腹の痛み
- □繰り返し吐き続ける

緊急時の連絡先

医療機関・消防機関

救急（緊急）　119

搬送医療機関　名称
電話（　　）

搬送医療機関　名称
電話（　　）

保護者連絡先

名前・名称　続柄　連絡先

医療機関、消防署への伝達内容

1.年齢、性別ほか患者の基本情報
2.食物アレルギーによるアナフィラキシー症状が現れていること
3.どんな症状がいつから現れて、これまでに行った処置、またその時間
※特に状態が悪い場合は、意識状態、顔色、心拍、呼吸数を伝えられると良い
※その際、可能であれば本対応票を救急隊と共有することも有効

保護者への伝達・確認内容

1.食物アレルギー症状が現れたこと
2.症状や状況に応じて、医療機関への連絡や、救急搬送すること
3.（症状により）エピペン使用を判断したこと
4.保護者が園や病院に来られるかの確認
5.（救急搬送等の場合）搬送先を伝え、搬送先に保護者が来られるか確認

医療機関・消防署への伝達内容

エピペン＋救急車

この票の中ほどに「緊急時対応の原則」という項目がありますが、この票にある症状が一つでもあれば、エピペンを使用し救急車を要請するということです。これは、日本小児アレルギー学会が一般用に作った基準で、このうち一つでも該当する項目があれば緊急事態なのでエピペンを打ち、救急車を要請しなさいということになっています。

ここにある項目、全身の症状、呼吸器の症状、消化器の症状の各項目を見ておいてください。全身の症状というのはショック症状です。呼吸器の症状、消化器の症状は、ショックを起こしそうになって命の危険を感じさせるような症状です。

一人が救急車を呼び、もう一人がエピペンを打つというように、同時に行動することが基本です。

●緊急時の連絡先と医療機関、消防署への伝達内容

救急車の要請はいうまでもなく１１９番ですが、事前に保護者との打ち合わせで、搬送医療機関の名称や電話番号も記入しておきましょう。

もちろん保護者の連絡先も記入しておきましょう。

「医療機関、消防署への伝達内容」の項目を見ておきましょう。電話で連絡するときに、ここに書いてあることを参考にして、的確に伝えることが大切です。１１９番に電話して、①○○保育園です。②食物アレルギーによるアナフィラキシー症状が現れている子がいます。いまからエピペンを打ちますが、すぐに来てくださいと頼み

ます。ほぼこれだけ伝えれば十分だと思いますし、それ以上聞かれることはないと思います。③どんな症状がいつから現れて云々というのは、緊急連絡時にすらすらといえるものではありませんから、①と②でいいと思います。

「保護者への伝達・確認内容」では、そこに書かれてある1～5までの内容をしっかり伝えましょう。

経過を記入

●個別対応の経過を記録する

「緊急時個別対応票」の裏面（**図表22**）を見てください。救急搬送するなどの緊急時対応後の経過を、この票に記入します。園に看護師がいれば票への記入は簡単にできますが、看護師がいないと少し大変です。

1番目の誤食時間、日にちはいいとしても何時何分はむずかしいです。症状が出てあわてて対応し、救急車が来た時間、これは記録できますが、何時何分に誤食をしたかは、いろいろと振り返ってみて、およそ何時何分ぐらいだったということになると思います。次の「食べたもの」、「食べた量」は分かると思います。

症状の欄には、該当の項目にチェックを入れますが、左の〝ぐったり〟から始まる欄の項目のうち一つでも当てはまる場合は、「ただちに緊急対応」です。まん中の〝数回の軽い咳〟から始まる欄に一つでも当てはまる項目があれば「速やかに医療を受診」です。右の〝軽い（がまんできる）おなかの痛み〟から始まる欄に一つでも当てはまる項目があれば、「安静にし、注意深く経過観察」です。

（緊急時個別対応票）【裏面】 22 図表

■緊急時個別対応票（裏）　**経過記録票**

（氏名）＿＿＿＿＿＿＿＿　（生年月日）　年　月　日（　歳　か月）

1. 誤食時間	年　月　日　時　分	
2. 食べたもの		
3. 食べた量		
4. 保育所で行った処置	【エピペン®】	エピペン®の使用　あり　・　　時
	【内服薬】	使用した薬（　　　　）時
	【その他】	・口の中を取り除く　・うがいをさせる　・手を洗わせる　・触れた部位を洗い流す

5. 症状 ※「症状チェックシート」（ガイドラインP●）参照	◆症状のチェックは緊急性が高い、左の欄から行う（▩⇒▩⇒▩）		
全身	□ぐったり □意識がもうろう □尿や便を漏らす □脈が触れにくいまたは不規則 □唇や爪が青白い		
呼吸器	□のどや胸が締め付けられる □声がかすれる □犬が吠えるような咳 □息がしにくい □持続する強い咳き込み □ゼーゼーする呼吸	□数回の軽い咳	
消化器	□持続する（がまんできない）お腹の痛み □繰り返し吐き続ける	□中等度のお腹の痛み □1～2回の嘔吐 □1～2回の下痢	□軽い（がまんできる）お腹の痛み □吐き気
目・鼻・口・顔	上記の症状が1つでも当てはまる場合	□顔全体の晴れ □まぶたの晴れ	□目のかゆみ、充血 □口の中の違和感 □くしゃみ、鼻水、鼻づまり
皮膚		□強いかゆみ □全身に広がるじんま疹 □全身が真っ赤	□軽度のかゆみ □数個のじんま疹 □部分的な赤み
		1つでも当てはまる場	1つでも当てはまる場合
	ただちに緊急対応	速やかに医療を受診	安静にし、注意深く経過観察

6. 症状の経過 ※少なくとも5分ごとに注意深く観察	時間	症状	脈拍（回／分）	呼吸数（回／分）	その他の症状・状態等把握した事項
	：				
	：				
	：				
	：				
	：				
	：				
	：				

7. 記録者名				
8. 医療機関	医療機関名	主治医名	電話番号	備考（ID番号等）

その後に、「症状の経過」とあって、〝少なくとも5分ごとに注意深く観察〟とありますが、実際にはこれは大変で、看護師ならできると思いますが、保育士にこれを求めるのは酷だと私は思います。

緊急時の対応で最も大事なことは、保護者とよく話し合って、どういう対応をするかについてしっかり意見を一致させておくことです。もう一つは保育園の全職員の意見が一致していること、この二つが最も大事なことです。

X

少量であれば摂取できる食品はあるのか?

●卵殻カルシウム　●乳糖
●小麦・麦茶　●ゴマ・ゴマ油
●かつおだし　●肉類エキス

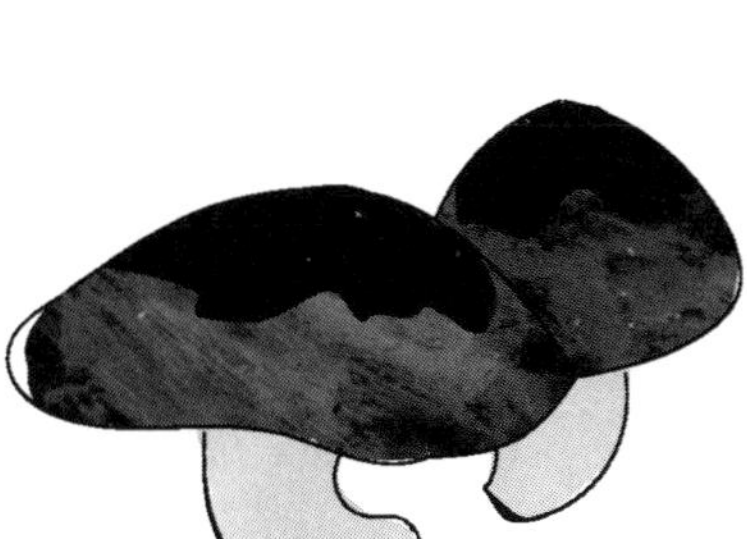

厚労省の「保育所におけるアレルギー対応ガイドライン（２０１９年改訂版）」には、「除去食品においてより厳しい除去が必要なもの」という項目があります。しかし、その冒頭には「ある原因食品の除去が必要であっても、少量であれば摂取できることがよくあります」、として、次の食品についておよそ以下のように記しています。

●卵殻カルシウム

「卵殻カルシウムは、卵殻を主原料とするもので、その成分は酸化カルシウムです。焼成（高熱で焼くこと）でも未焼成であっても鶏卵たんぱくの混入はほぼなく、鶏卵アレルギーを有する子どもにとって除去する必要は基本的にありません」と、一般的には除去する必要はないと書いています。しかし、卵殻カルシウムの表示のある食品を食べてじんま疹が出るという報告はたくさんありますので、鶏肉を食べて症状が出るレベルの人は、気をつけたほうがいいでしょう。

●乳糖

「乳糖（ラクトース）は牛乳に限らず、哺乳類の乳汁に含まれる糖類です。乳という漢字が使われていますが、牛乳との直接的な関連はなく、牛乳アレルギーであっても摂取できます。しかし、アレルギー物質を含む食品の表示については、乳糖の表記は拡大表記として認められており、その加工食品に乳たんぱくが含有されていることを示唆するので注意が必要」と記しています。

●小麦・麦茶

麦茶は大麦の種子を煎じて作った飲み物です。小麦アレルギーがきつい人は、大麦、オーツ麦、麦芽などすべてに反応する人がいます。ですから、大麦なら安全というわけではありません。したがって、麦茶の除去が必要な人もいますが、ごく少数です。

●ゴマ・ゴマ油

ゴマ油も大豆油と同様に除去の必要がないことも多いですが、実際に食べると症状が出ることも多く除去対象となることがあります。

●かつおだし

「魚類の出汁（だし）に含まれるたんぱく質量は、かつおだしで0・5g／100mlです。このため、ほとんどの魚類アレルギーは出汁を摂取することができます」とガイドラインには書いてあります。しかしこれは、ほとんど間違いです。0・5gも含まれているとかなりの量になりますから、摂取しないほうがいいでしょう。前述したように、昆布出汁を使うことをおすすめします。

●肉類エキス

肉類のエキスについては、「通常調味料として用いられ、一般的に加工食品に使用される量は非常に少ないので、肉エキスは摂取できます」とありますが、これはそのとおりでいいと思います。ただ、肉エキスで症状が出る人もあるので、そのことは忘れずに。

XI

アレルギーの疑問にお答えします

◇離乳期の早いうちから与えるとアレルギーにならないのですか？
◇花粉アレルギーが増えている
◇果物アレルギーについて

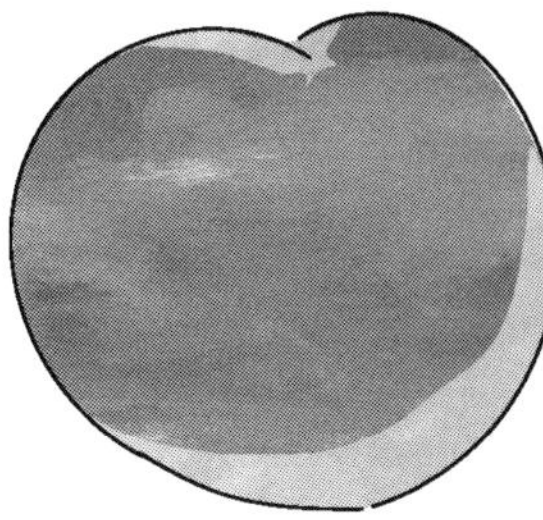

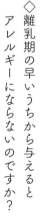

シラカバと
ピーナッツの関係

◇離乳期の早いうちから与えるとアレルギーにならないのですか？

●ギデオン・ラック氏のごまかし

最近、「食物アレルギーは食べれば治る」とか、「ピーナッツや卵は乳児期の早いうちから食べればアレルギーにならない」と、イギリスの小児科医ギデオン・ラック氏（キングス・カレッジ・ロンドン）が発表し、各種報道でも紹介されました。その説を鵜呑みにした日本の医師が、「卵やピーナッツを早く食べさせたらアレルギーにならない」といったために、保護者にも混乱が起きました。

しかし、ギデオン・ラック氏はこの論文（LEAP=Learning Early Peanut Allergy Study）を書くにあたって、自分に都合のいいデータだけを集めて論じています。

例えば、イギリスのユダヤ人とイスラエルのユダヤ人を比較しています。イスラエルの小学生は、ピーナッツアレルギーが少ないが、イギリスのユダヤ人小学生ではピーナッツアレルギーは多い。イギリスにピーナッツアレルギーが多いのは、ピーナッツを赤ちゃんの時に食べていないからだという奇妙な理屈を言いました。日本でもイギリスと同じように、ピーナッツは赤ちゃんのうちには食べていません。ところが、イスラエルのピーナッツアレルギーの患者発生率と日本のそれとはほとんど変わりません。他の国もほぼ同じ発生率です。ところがイギリスの小学生は多いのです。イギリスに多い理由は、じつはシラカバアレルギーが多いからです。シラカバとピーナッツに

報告書への疑問

は交叉抗原性（共通抗原）があるためです。ＬＥＡＰ研究では、すでに食物アレルギーになっている人は除去グループに入っていたり、除去群と食べている群のピーナッツアレルギーの診断時の負荷量が違うなどの問題が山積みの論文です。この件については、拙著『間違いだらけの食物アレルギー情報』（芽ばえ社）をお読みください。

彼はまた、自分のホームページに、この論文（ＬＥＡＰ論文）を書くのにアメリカのナショナルピーナッツボートという生産団体から、お金はもらっていないと書いています。ところが、この生産者団体のホームページには、あのＬＥＡＰ論文を含むピーナッツの研究に10年間で10億円出したと書いてあります。この小児科医・ギデオン・ラック氏の言うことは、全く信用できません。

●卵を早く食べさせれば・・・というのも根拠なし

日本の研究者が行ったのも、同じような手法です。卵を食べて症状が出る人を「除去群」に入れます。除去群の人に卵を食べさせれば、当然症状が出ます。食べても症状が出ない人に与えても、症状が出ません。これも当然のことです。にもかかわらず、ギデオン・ラック氏と同じように、除去していない人（つまり初めから食べられる人）は卵を与えても症状が出ないのだから、早くから食べさせればアレルギーにならないという報告書を出したわけです。

しかし、この論文や報告書は、データ自体が間違っているので、早くから食べさせればアレルギーにならないというのは、全く根拠がないといわざるをえません。

PM2.5

◇花粉アレルギーが増えている

スギの花粉は、大阪では2〜4月、1〜5月にハンノキ、シラカバなどの花粉、5〜6月になるとカモガヤ（オーチャードグラス）という雑草の花粉が飛びます。その後には、猫じゃらしに似たオオアワガエリ、8月以降はブタクサ、地域によっては秋のキリンソウ、タンポポのアレルギーもあります。このように1年の中で、どの時期にどの花粉が飛ぶのかを調べて、それにあった薬を使うようにします。

最近は、ＰＭ２・５が多く飛ぶ日は症状が強く出やすいので、気をつけたほうがいいと思います。ＰＭ２・５は中国から飛んできますが、日本国内でも発生します。これに紫外線が当たって汚染物質と反応してアレルギーが起こります。ＰＭ２・５については、毎日の飛散状況などを、インターネットで調べることができます（ＰＭ２・５分布予測―日本気象協会、環境省ホームページなど）。主要地域ごとに測定値が出ています。数値が35以上になると症状が出ますので、参考にして対応するといいでしょう。

花粉による発作も、アレルギーの薬で一定程度抑えられます。原因物質にあった薬を検査して処方してもらうといいと思います。

花粉と果物の共通抗原

◇果物アレルギーについて

花粉症があると、大気汚染と花粉がセットになって体に入ってきて果物のアレルギーを起こすことがよくあります。スギの花粉症の人は多いのですが、スギ花粉と果物はあまり関係がありません。しかし、スギの花粉症が重い人では、きゅうりでアレルギーを起こすという報告は少しあります。

カモガヤの花粉やオオアワガエリなどの雑草のアレルギーがあると、スイカ、メロン、キウイ、トマトに反応する人が増えています。唇が腫れたり、のどがイガイガします。花粉と果物の共通抗原による口腔アレルギーです。これらの抗原は、熱に弱く、胃の中の消化液にも弱いので壊れてしまって小腸まで行かないために、血液に入って全身に回ることがありません。全身反応が起こらず、口周辺でしか起こらないので、口腔アレルギーといいます。

1～5月のハンノキ（またはシラカバ）の花粉でリンゴ、モモに反応します。また、豆乳はダメだけれど豆腐は大丈夫ということもあります。

この果物などのアレルギーは、小学校高学年から増えてきますが、保育園でも注意が必要です。これらの果物には、セロトニンとかヒスタミンなど刺激する物質が含まれています。1～2歳児では、これらの物質に反応しやすいので、付いたところが赤くなります。トマトなどはヒスタミンの含有量が多いために、付くと皮膚が赤くなります。ですから、付いたら水で洗わなければなりません。症状がひどい赤ちゃんの場合は、じんま疹のような症状が出ます。アレルギー反応のように見えますが、これは果物の中に、アレルギーを起こす物質と同じものが含まれているから起こるものです。そこでこれを、「にせアレルギー」とか「仮性アレルギー」と呼ぶことがあります。

口の周りが赤くなるようならば、ぬるま湯で洗うようにします。全身にじんま疹のような症状が出る場合は、食べる年齢を遅らせたほうがいいということになります。少し年齢が高くなると、症状が出なくなる人が多いからです。

保育園での対処の仕方としては、セロトニンやヒスタミンを含んでいるものは、量を加減して与えることです。保育園で与えるのはやめるようにとか、初めて保育園で与えるのはやめるという所もあるようですが、うちの園ではこのように離乳食を進めているということを、保護者全体に説明し、保育園で初めて与えることになってもいいかという了解を取って進めるといいのではないかと思います。

2019年3月、
「授乳・離乳の
支援ガイド」改定!
（厚生労働省）

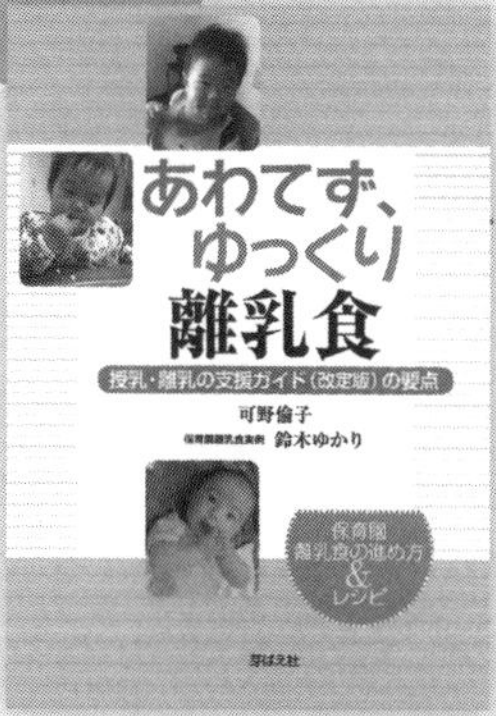

●B5判　●108頁
●定価本体1800円+税
●可野倫子 著／
保育園離乳食実例
鈴木ゆかり

あわてず、ゆっくり離乳食

—授乳・離乳の支援ガイド（改定版）の要点—

授乳・離乳の支援ガイド（2019年改定版）の要点を紹介。目の前の子どもや家族に目を向けていくこと、一人ひとりの育ちを大切にした離乳食、栄養量、進め方、食品、調理形態、ベビーフード等詳しく解説。また、保育園の実践から離乳食の実際を学びます。

主な内容

1章	授乳・離乳の支援ガイド（2019年改定版）について
2章	あわてず、ゆっくり離乳食 —子どもと楽しさを共有しましょう— 離乳とは、離乳食とは／離乳食Q&A
3章	保育園での離乳食の進め方

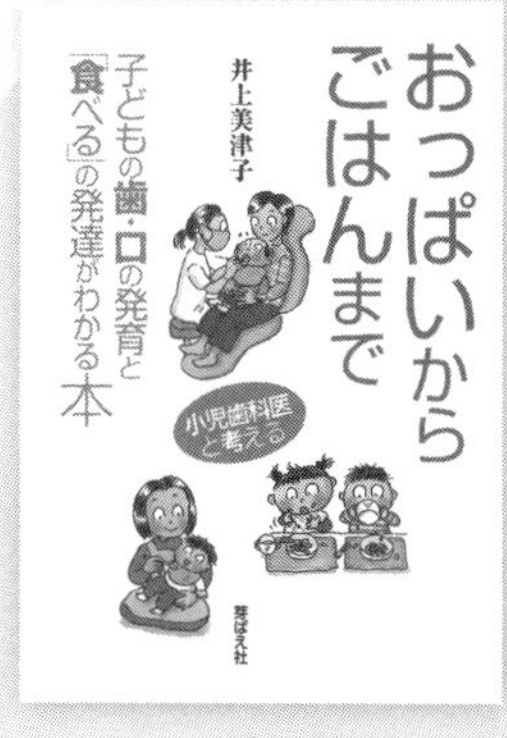

●A5判　●108頁
●定価本体1300円+税
●井上美津子 著

おっぱいからごはんまで

—子どもの歯・口の発育と「食べる」の発達がわかる本—

乳幼児期の歯・口の発育と食べる機能の発達を紹介。子ども自身ができることをふまえて、大人による支援を提案します。むし歯をはじめとした気をつけたい歯科的問題、窒息など食べものによる事故防止など、確かな知識と長年の経験に基づいて小児歯科医が答えます。

主な内容

1	おっぱいからごはんまで—乳幼児期の歯・口の発育
2	「食べる」を考える—機能・環境及び歯科から見た 「子どもの食の問題」と食育の取り組み
Q&A	お口と「食べる」の悩み相談室

著者略歴

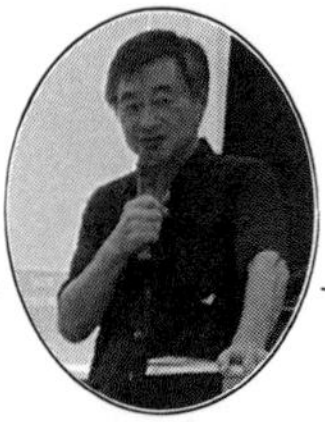

眞鍋　穰 まなべ ゆたか

京都大学医学部卒。同附属病院小児科、小倉記念病院小児科で研修後、京都大学医学部附属病院小児科で免疫アレルギーを研究。1981年より同仁会耳原総合病院小児科、小児科部長、病院長などを経て、現在、阪南医療生協診療所所長。社会福祉法人共同保育の会（上野芝陽だまり保育園）理事長。大阪健康福祉短期大学学長。

保育所での食物アレルギー対応の他、乳幼児の医療無料化をはじめ子どもの福祉医療の充実の運動に関わってきた。子どもの未来の最大の敵・戦争を防ぐため核戦争防止国際医師会議のメンバーでもある。

〈主な著書〉
『食物アレルギー　正しい除去と安全な解除　幼児期から学童まで』
『食物アレルギー　事故の対応と予防』
『改訂 基礎からわかる！　アレルギーの治療と対応』
『間違いだらけの食物アレルギー情報』（以上、芽ばえ社）
『新版　アレルギーなんかこわくない』（かもがわ出版）、他多数

赤ちゃんからの
食物アレルギー正しい対処
2020年6月15日 第1刷発行

本書は「食べもの文化」2020年5月増刊号を書籍化したものです。

著　者　眞鍋　穰
発行者　安藤健康
発行所　株式会社 芽ばえ社
〒112-0002 東京都文京区小石川５丁目３-７　西岡ビル２階
TEL03-3830-0083　Fax03-3830-0084
E-mail:info@tabc.jp
www.tabc.jp

表紙デザイン／わゆう株式会社 登内裕子
本文デザイン／有限会社　緑心社
印刷・製本　株式会社　光陽メディア

ISBN978-4-89579-416-9 C2077